卫生统计建模
基于 $\mathcal{R}$ 应用

主编　苗永波　杜文新　许学水　王守菊
　　　史清松　张凤莉　党文义　李东芝

中国海洋大学出版社
·青岛·

图书在版编目（CIP）数据

卫生统计建模基于 R 应用 / 苗永波等主编. -- 青岛：
中国海洋大学出版社, 2024.5
ISBN 978-7-5670-3849-3

Ⅰ.①卫… Ⅱ.①苗… Ⅲ.①程序语言-应用-卫生
统计-教材 Ⅳ.①R195.1-39

中国国家版本馆 CIP 数据核字（2024）第 097163 号

卫生统计建模基于 R 应用

WEISHENG TONGJI JIANMO JIYU R YINGYONG

出版发行	中国海洋大学出版社		
社　　址	青岛市香港东路 23 号	**邮政编码**	266071
出 版 人	刘文菁		
网　　址	http://pub.ouc.edu.cn		
电子信箱	1774782741@qq.com		
责任编辑	邹伟真	**电　话**	0532-85902533
印　　制	日照报业印刷有限公司		
版　　次	2024 年 5 月第 1 版		
印　　次	2024 年 5 月第 1 次印刷		
成品尺寸	185 mm × 260 mm		
印　　张	14.75		
字　　数	349 千		
印　　数	1~1000		
定　　价	78.00 元		

发现印装质量问题，请致电 0633-8221365，由印刷厂负责调换。

编 委 会

主　　编　苗永波　杜文新　许学水　王守菊
　　　　　　史清松　张凤莉　党文义　李东芝

副主编　陈　海　王怀峰　姜　萍　杨玉霞
　　　　　　刘　楠　赵　耀

编委会　(按姓氏笔画排序)

　　　　　　王守菊　沂源县南鲁山卫生院三岔分院
　　　　　　王怀峰　德州市陵城区疾病预防控制中心
　　　　　　史清松　德州市疾病预防控制中心
　　　　　　刘　楠　临沂市疾病预防控制中心
　　　　　　许学水　德州市疾病预防控制中心
　　　　　　陈　海　肥城市人民医院
　　　　　　杜文新　沂源县卫生健康监督执法大队
　　　　　　张凤莉　淄博市淄川区双沟卫生院
　　　　　　李东芝　淄博市疾病预防控制中心
　　　　　　杨玉霞　临邑县疾病预防控制中心
　　　　　　苗永波　沂源县中医医院
　　　　　　姜　萍　禹城市疾病预防控制中心
　　　　　　赵　耀　临沂市疾病预防控制中心
　　　　　　党文义　济南市疾病预防控制中心
　　　　　　　　　　济南市南部山区分中心

学术总监　郭明才

前　言

在公共卫生领域,统计模型被广泛应用于数据分析、流行病学调查和健康相关行为的研究,数据的类型不同,建模的方式也不同。常见的卫生统计模型有简单线性回归分析模型、多元线性回归分析模型,这些模型主要用于研究因变量与自变量之间的关系,预测疾病发病率或死亡率,揭示疾病的风险因素等。生存分析模型用于研究事件发生的时间等,广泛应用于研究疾病的预后和治疗效果以及评估各种干预措施的效果。广义线性模型常用于研究疾病分发病率、死亡率与各种风险因素之间的关系。

本书中大部分模型使用的数据源为美国国家健康和营养检查调查(National Health and Nutrition Examination Survey,简称 NHANES),它是一项基于人群的横断面调查,旨在收集美国成人和儿童的健康与营养状况的信息,是美国最大的健康信息来源之一。

据不完全统计,近十年,国际和国内学者使用 NHANES 数据发表论文的数量不断上升。

2023 年 6 月,美国约翰斯·霍普金斯大学的学者将 1999—2004 年 NHANES 数据中无心血管疾病且有死亡信息的 9 810 名 18 岁或以上的成年人作为研究对象,使用 Cox 回归对基线 hs-肌钙蛋白与事件全因和 CVD 死亡率的前瞻性关联进行建模;使用限制性立方样条对 hs-肌钙蛋白进行了建模,评估 log(hs-肌钙蛋白)与全因和 CVD 死亡率之间的关联,发表题为 *High-sensitivity troponins and mortality in the general population* 的论文,该文章发表在 *Eur Heart J*。

2023 年 6 月,哈佛大学公共卫生学院学者基于 2013—2016 年 NHANES 中 2 802 名青少年和 9 159 名成年参与者的数据,发表题为 *Folate concentrations and serum perfluoroalkyl and polyfluoroalkyl substance concentrations in adolescents and adults in the USA（National Health and Nutrition Examination Study 2003 - 16）:an observational study* 的研究论文,发表在 *The Lancet Planetary Health*,旨在探索血液中叶酸生物标志物浓度与 PFAS 浓度之间的关系。结果表明,在青少年和成人中,大多数检测的血清 PFAS 化合物与红细胞或血清中测量的叶酸浓度呈一致的负相关。这些发现可能对减少累积的 PFAS 身体负担和减轻相关不良健康影响的干预措施具

有重要意义。

　　本书主要适用于有数据建模与统计分析需求的各级、各类专业人员,也可供相关专业高校学生在内的其他人员参考。

　　书中引用了一些公开发表的文献资料,在此不能一一列举,谨向这些文献的原作者表示谢意。

　　本书编写过程中,限于编者的学识,疏漏在所难免,恳请各位专家和同行指正。

编　者

2024 年 2 月 29 日于济南

目 录

第一章 NHANES 数据检索与应用

第一节 概 述

美国国家健康和营养检查调查 (National Health and Nutrition Examination Survey,简称 NHANES) 是一项基于人群的横断面调查,旨在收集美国成人和儿童的健康与营养状况的信息,是美国最大的健康信息来源之一。

第一个 NHANES 计划始于 1960 年。自 1999 年以来,这项调查每年对美国 15 个不同县的约 5 000 人进行调查。每个参与者都为这项研究做出了重要贡献,代表了该国大约 65 000 名像他们一样的人。在过去 20 多年中,NHANES 以 2 年为一个周期公开发布约 10 000 名参与者的数据, 目前已对外发布 12 个周期的调查数据, 每个周期包括 260 多个调查子项和 1 400 多个研究变量。

调查结果用于确定主要疾病的患病率和疾病的风险因素, 评估营养状况及其与健康促进和疾病预防的关系,也是衡量身高、体重和血压等国家标准的基础,有助于制定合理的公共卫生政策,指导和设计卫生项目和服务,并扩大国民的健康知识。

NHANES 拥有庞大的数据资源,并且完全开放免费下载,如果需要,可以将多年数据合并,完全不必担心样本量不够。NHANES 的抽样流程见图 1-1。

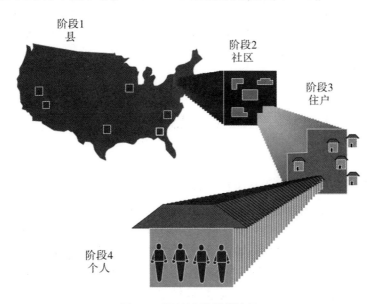

图 1-1 NHANES 抽样流程

阶段 1 将美国所有的县根据其特点分为 15 组。从每组选出一个县,共同组成当年 NHANES 调查中的 15 个县。

阶段 2 在 15 个 NHANES 县中,每一个县选出 20~24 个社区。

阶段 3 上述选定的社区中,每个社区选择约 30 户家庭。

阶段 4 每个选定的家庭中,由计算机程序随机选择部分、全部家庭成员或不选择。

调查的样本是为代表所有年龄段的美国人口而选择的,参与人群包括婴儿、学龄前儿童、青少年、中年人、老年人,年龄从 0 岁到 150 岁。为了产生可靠的统计数据,NHANES 对 60 岁及以上的人、非裔美国人和西班牙裔美国人进行了过度采样。

由于美国在 21 世纪经历了老年人数量的急剧增长,人口老龄化对医疗保健需求、公共政策和研究重点产生了重大影响。美国国家卫生统计中心(NCHS)正与公共卫生机构合作,增加对美国老年人健康状况的了解。NHANES 在这一努力中发挥了主要作用。 所有参与者都去看医生。每个人的饮食访谈和身体测量都包括在内。除了非常小的孩子之外,所有的孩子都要接受血样采集和牙科筛查。根据参与者的年龄,其余的检查包括评估上述健康各方面的测试和程序。一般来说,个人年龄越大,检查越广泛。

健康访谈在受访者家中进行。健康测量在专门设计和配备的移动中心进行,这些移动中心将在全国各地进行。研究小组由一名医生、医疗和卫生技术人员以及饮食和健康调查员组成。许多研究人员会说两种语言(英语、西班牙语)。

贫血症、心血管病、糖尿病、听觉损耗、传染病、肾脏疾病、肥胖、口腔卫生、骨质疏松症、身体机能、生育史和性行为、呼吸系统疾病(哮喘、慢性支气管炎、肺气肿)、性病、视力等各类健康问题,均会被抽样采集数据,确保有充足的数据做相关主题的研究。

疾病风险因素评估研究:研究某种风险因素和某特定疾病之间的关联。

生活方式以及饮食行为研究:某类特殊人群的生活方式以及饮食行为相关的研究。

有害物质暴露相关研究:重金属、有毒物质等暴露对某类特定人群的影响。

NHANES 数据库中的上千个变量,可以使用多元线性回归、生存分析、回归树、回归样条、Logistic 回归等进行关联性分析。

第二节　数据模块

NHANES 的独特之处在于它结合了访谈和体检。该数据库包括 Demog Data(人口统计学数据)、Dietary Data(饮食数据)、Examination Data(检查数据)、Laboratory Data(实验室数据)、Questionnaire Data(问卷数据)、Limited Access Data(有限访问数据)。除了 Limited Access Data(有限访问数据)之外,其他数据可以免费下载。

问卷调查:该模块是针对调查对象的问卷,共 40 个数据模块,包括人口学统计(性别、年龄、教育、婚姻、收入等)、肾脏情况、口腔健康情况、睡眠情况等。

家庭调查:该模块是针对调查对象家庭情况的问卷,共 9 个数据模块,包括消费者行为、人口背景、职业、健康保险等信息。

移动检查车(MEC)调查:该模块是在移动检查车上调查的问卷,共 33 个数据模块,包括肾脏疾病、泌尿外科调查问卷,前列腺疾病调查问卷,饮酒情况,吸烟情况等。

身体检查:该模块共 39 个数据模块,这部分也是在移动检查车上进行的,移动检查车相当于 1 个小型的健康体检中心,NHANES 会让医生在车上为被调查人员提供专业的检查,包括骨密度、髋关节及脊柱检查、听力检查、口腔检查、心血管健康检查等。

检查后随访:在 MEC 后 NHANES 会跟踪随访,共 6 个数据模块,包括灵活的消费者行为调查模块、第二天的饮食情况、针对丙型肝炎的随访、针对前列腺特异抗原后续随访。

实验室检查:该模块共有 131 个数据模块,包括常见的疾病诊断的生物标记,包含对血液、尿液、头发、空气、结核病皮肤测试以及家庭灰尘和水样本的分析结果。

人口统计文件中还包含调查设计变量,如权重、分层和初级抽样单位以及人口统计变量。

这 6 大数据模块中的各类数据,可以满足公共卫生各专业的数据挖掘和分析要求。

第三节 数据检索

自 1999 年以来,NHANES 调查一直在持续进行, 在此期间的调查被称为 "连续 NHANES", 以区别于之前的调查。NHANES 的连续调查以 2 年为 1 组, 第 1 组为 1999—2000 年。

大多数 NHANES 数据采用 SAS"XPT"格式的表格形式。该调查分为 5 个公开的数据类别,以及一个需要书面证明和事先批准才能访问的额外类别(有限访问数据)。R 包 nhanesA 主要用于公开可用的数据,也可以检索与有限访问数据有关的一些信息。

5 个公开可用的数据类别是:人口统计(DEMO)—饮食(DIET)—检查(EXAM)—实验室(LAB)—问卷(Q)。括号中的缩写形式可以代替 nhanesA 命令中的长形式。

对于访问受限的数据, 可以列出可用的表和变量名, 但不能直接下载数据。要在 nhanesA 函数中指示有限访问数据,请使用:-limited(LTD)

1. 查询指定年份的数据文件

为了快速熟悉 NHANES 数据, 显示表格列表是很有帮助的。使用 nhanesTables 可以获取有关给定类别在给定年份可用的表的信息。

用 nhanesTables()方法可查看 5 个分类中各有哪些表格,以 2013—2014 年的人口统计学资料为例:

```
library(nhanesA)
nhanesTables(data_group = 'DEMO', year = 2013)
##    Data.File.Name                    Data.File.Description
```

1   DEMO_H Demographic Variables and Sample Weights

2013 年的人口统计学资料表名称为 DEMO_H,其中,H 代表 2013 年的索引。

注意,2 年的调查间隔从奇数年开始。为了方便起见,只输入一个 4 位数的年份,以便 nhanesTables('EXAM',2013)和 nhanesTable('EXAM',2014)产生相同的输出。

2.搜索表和变量

NHANES 存储库非常广泛,因此有助于执行有针对性的搜索以识别相关的表和变量。有几个 nhanesA 函数允许用户使用不同的条件进行搜索,包括变量描述、变量名和表名模式。

(1)在 NHANES 变量的综合列表中搜索

为每个数据组维护 NHANES 变量的综合列表。例如, 人口统计变量可在 https://www.cdc.gov/nchs/nhanes/search 输入搜索术语, 根据综合变量描述进行匹配,并检索匹配变量列表。可以提供匹配搜索术语(变量描述必须包含其中一个术语)和排他性搜索术语(可变描述不得包含任何排他性术语)。搜索可以限于特定的调查范围以及特定的数据组。

本搜索仅包含已发布文件的连续 NHANES(1999 年及以后)变量。当包含在变量名称、变量描述、SAS 标签、数据文件名中时,此简单的关键字搜索将与搜索项相匹配。

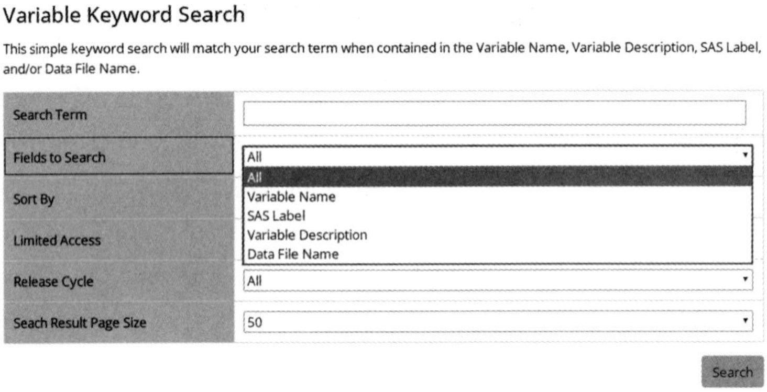

图 1-2 变量关键词搜索

Data File(Name 数据文件名)

例如,DEMO_J.xpt(数据文件不要加后缀.xpt ,只输入 DEMO_J 即可)

Variable Name(变量名称)

例如,RIDAGEYR

SAS Label(SAS 标签)

Age in years at screening

Variable Description(变量描述)

Age in years of the participant at the time of screening. Individuals 80 and over are topcoded at 80 years of age.

关键词

例如,triglyceride(甘油三酯)

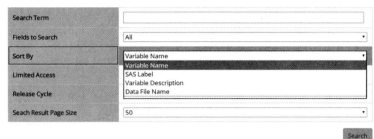

图 1-3 排序方式

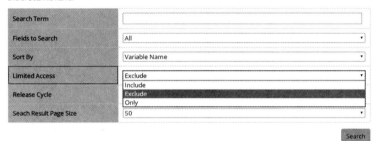

图 1-4 是否排除受限数据

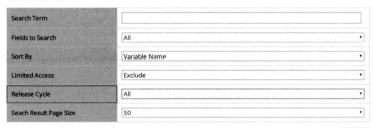

图 1-5 数据周期

All
2019-2020
2017-2020
2017-2018
2015-2016
2013-2014
2011-2012
2009-2012
2009-2010
2007-2014
2007-2012
2007-2008
2005-2006
2003-2006
2003-2004
2001-2002
2000-2004
1999-2020
1999-2018
1999-2016

图 1-6 数据周期列表

第四节　数据下载

登录 https://www.cdc.gov/nchs/nhanes/Default.aspx。

(1)选取周期 2009—2010 年

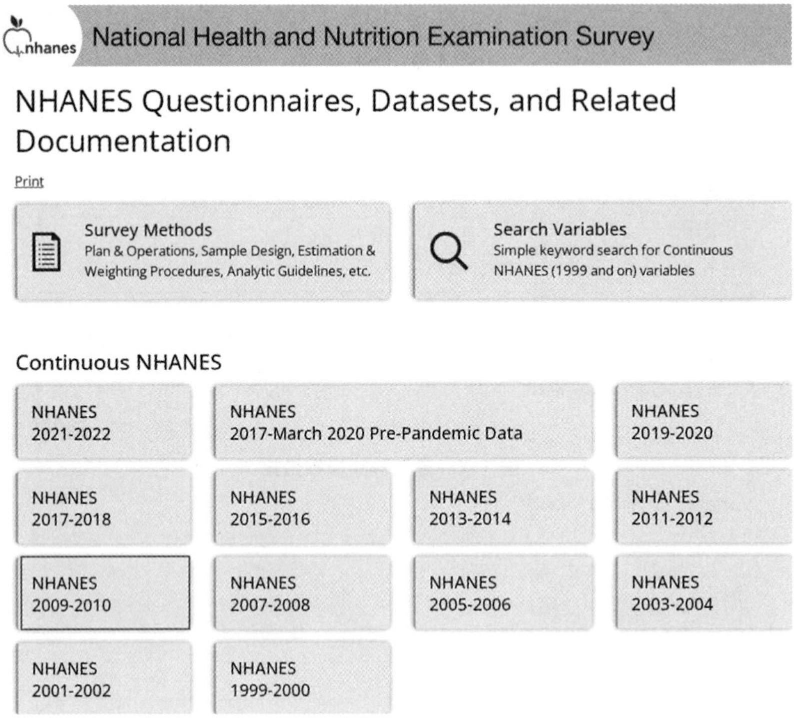

图 1-7　数据周期列表

(2)选取数据模块

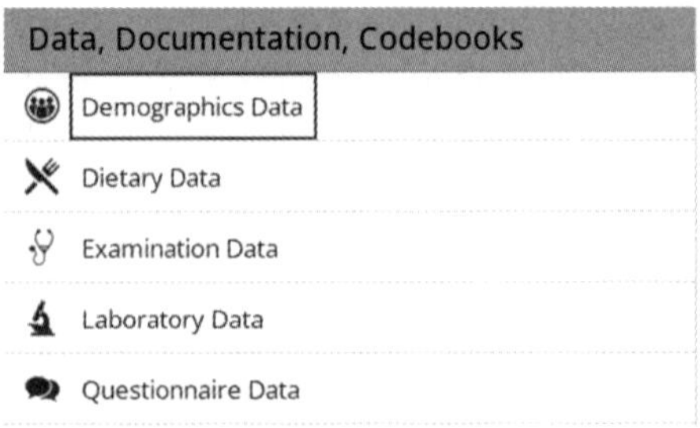

图 1-8　数据模块

(3)选取数据文件 DEMO_F

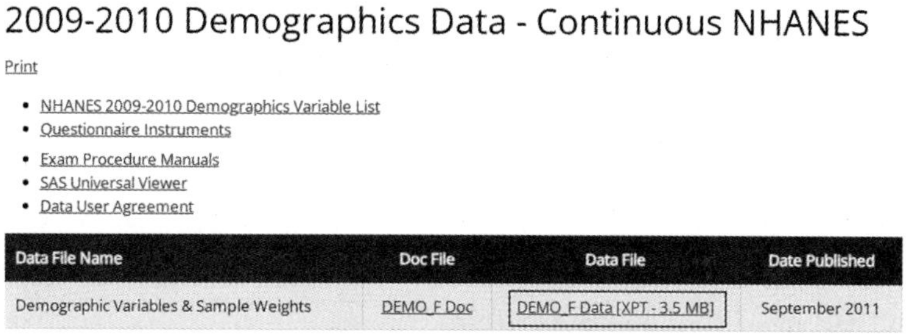

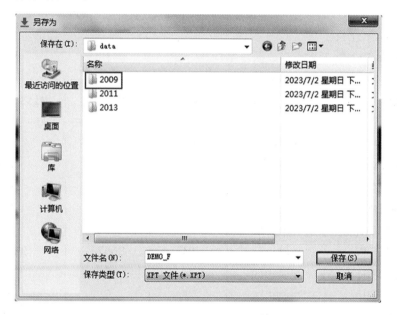

图 1-9　数据文件名称

(4)指定存储路径 C:\data\2009

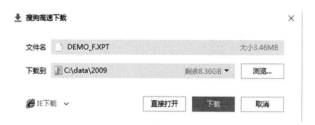

图 1-10　下载文件存储路径

(5)下载

图 1-11　下载并保存

第五节　了解数据

1. 数据结构

R 语言导入数据文件(.XPT 格式)使用 foreign 包的 read.xport 函数。查看数据集结构使用 descriptr 包的 ds_screener 函数。

```
library(foreign)
DEMO_J <- read.xport("E:\\DEMO_J.XPT")
dim(DEMO_J)
## [1] 9254    46
library(descriptr)
ds_screener(DEMO_J)#查看数据集结构
```

```
## -----------------------------------------------------------------
## | Column Name | Data Type | Levels |  Missing  | Missing (%) |
## -----------------------------------------------------------------
## |    SEQN     |  numeric  |   NA   |     0     |      0      |
## |  SDDSRVYR   |  numeric  |   NA   |     0     |      0      |
## |  RIDSTATR   |  numeric  |   NA   |     0     |      0      |
## |  RIAGENDR   |  numeric  |   NA   |     0     |      0      |
## |  RIDAGEYR   |  numeric  |   NA   |     0     |      0      |
## |  RIDAGEMN   |  numeric  |   NA   |   8657    |    93.55    |
## |  RIDRETH1   |  numeric  |   NA   |     0     |      0      |
## |  RIDRETH3   |  numeric  |   NA   |     0     |      0      |
## |  RIDEXMON   |  numeric  |   NA   |    550    |    5.94     |
## |  RIDEXAGM   |  numeric  |   NA   |   5821    |    62.9     |
## |  DMQMILIZ   |  numeric  |   NA   |   3250    |    35.12    |
## |  DMQADFC    |  numeric  |   NA   |   8693    |    93.94    |
## |  DMDBORN4   |  numeric  |   NA   |     0     |      0      |
## |  DMDCITZN   |  numeric  |   NA   |     3     |    0.03     |
## |  DMDYRSUS   |  numeric  |   NA   |   7306    |    78.95    |
## |  DMDEDUC3   |  numeric  |   NA   |   6948    |    75.08    |
## |  DMDEDUC2   |  numeric  |   NA   |   3685    |    39.82    |
## |  DMDMARTL   |  numeric  |   NA   |   3685    |    39.82    |
## |  RIDEXPRG   |  numeric  |   NA   |   8144    |    88.01    |
## |  SIALANG    |  numeric  |   NA   |     0     |      0      |
## |  SIAPROXY   |  numeric  |   NA   |     0     |      0      |
```

```
## | SIAINTRP | numeric | NA | 0 | 0 |
## | FIALANG | numeric | NA | 474 | 5.12 |
## | FIAPROXY | numeric | NA | 474 | 5.12 |
## | FIAINTRP | numeric | NA | 474 | 5.12 |
## | MIALANG | numeric | NA | 2570 | 27.77 |
## | MIAPROXY | numeric | NA | 2570 | 27.77 |
## | MIAINTRP | numeric | NA | 2570 | 27.77 |
## | AIALANGA | numeric | NA | 4277 | 46.22 |
## | DMDHHSIZ | numeric | NA | 0 | 0 |
## | DMDFMSIZ | numeric | NA | 0 | 0 |
## | DMDHHSZA | numeric | NA | 0 | 0 |
## | DMDHHSZB | numeric | NA | 0 | 0 |
## | DMDHHSZE | numeric | NA | 0 | 0 |
## | DMDHRGND | numeric | NA | 0 | 0 |
## | DMDHRAGZ | numeric | NA | 0 | 0 |
## | DMDHREDZ | numeric | NA | 490 | 5.3 |
## | DMDHRMAZ | numeric | NA | 191 | 2.06 |
## | DMDHSEDZ | numeric | NA | 4503 | 48.66 |
## | WTINT2YR | numeric | NA | 0 | 0 |
## | WTMEC2YR | numeric | NA | 0 | 0 |
## | SDMVPSU | numeric | NA | 0 | 0 |
## | SDMVSTRA | numeric | NA | 0 | 0 |
## | INDHHIN2 | numeric | NA | 491 | 5.31 |
## | INDFMIN2 | numeric | NA | 474 | 5.12 |
## | INDFMPIR | numeric | NA | 1231 | 13.3 |
## -------------------------------------------------------------------
##
## Overall Missing Values            77531
## Percentage of Missing Values      18.21 %
## Rows with Missing Values          9254
## Columns With Missing Values       24
```

结果显示,数据集 DEMO_J 包含 46 个变量、9 254 条观测记录。所有变量均为数值型变量,24 个变量有缺失值,缺失值总数为 77 531,缺失值占比 18.21%。

2. 字段信息

以查询 2013 年的人口统计学资料表 DEMO_H 中包含的字段以及每个字段的描述为例。

```
library(nhanesA)
library(knitr)
```

```
kable(nhanesTableVars(
  data_group = 'DEMO',
  nh_table = 'DEMO_H',
  namesonly = FALSE
))
Variable.Name Variable.Description
```

AIALANGA	Language of the MEC ACASI Interview Instrument
DMDBORN4	In what country {were you/was SP} born?
DMDCITZN	{Are you/Is SP} a citizen of the United States? [Information about itizenship is being collected by the U.S. Public Health Serv
DMDEDUC2	What is the highest grade or level of school {you have/SP has} completed or the highest degree {you have/s/he has} received?
DMDEDUC3	What is the highest grade or level of school {you have/SP has} completed or the highest degree {you have/s/he has} received?
DMDFMSIZ	Total number of people in the Family
DMDHHSIZ	Total number of people in the Household
DMDHHSZA	Number of children aged 5 years or younger in the household
DMDHHSZB	Number of children aged 6-17 years old in the household
DMDHHSZE	Number of adults aged 60 years or older in the household
DMDHRAGE	HH reference person's age in years
DMDHRBR4	HH reference person's country of birth
DMDHREDU	HH reference person's education level
DMDHRGND	HH reference person's gender
DMDHRMAR	HH reference person's marital status
DMDHSEDU	HH reference person's spouse's education level
DMDMARTL	Marital status
DMDYRSUS	Length of time the participant has been in the US.
DMQADFC	Did {you/SP} ever serve in a foreign country during a time of armed conflict or on a humanitarian or peace-keeping mission?
DMQMILIZ	{Have you/Has SP} ever served on active duty in the U.S. Armed Forces, military Reserves, or National Guard? (Active duty does n

FIAINTRP   Was an interpreter used to conduct the Family interview?
FIALANG   Language of the Family Interview Instrument
FIAPROXY   Was a Proxy respondent used in conducting the Family
            Interview?
INDFMIN2   Total family income (reported as a range value in dollars)
INDFMPIR   A ratio of family income to poverty guidelines.
INDHHIN2   Total household income (reported as a range value in
            dollars
MIAINTRP   Was an interpreter used to conduct the MEC CAPI interview?
MIALANG   Language of the MEC CAPI Interview Instrument
MIAPROXY   Was a Proxy respondent used in conducting the MEC CAPI
            Interview?
RIAGENDR   Gender of the participant.
RIDAGEMN   Age in months of the participant at the time of screening.
            Reported for persons aged 24 months or younger at the time
            of exam (o
RIDAGEYR   Age in years of the participant at the time of screening.
            Individuals 80 and over are topcoded at 80 years of age.
RIDEXAGM   Age in months of the participant at the time of
            examination. Reported for persons aged 19 years or younger
            at the time of examin
RIDEXMON   Six month time period when the examination was performed -
            two categories: November 1 through April 30, May 1 through
            October 31
RIDEXPRG   Pregnancy status for females between 20 and 44 years of
            age at the time of MEC exam.
RIDRETH1   Recode of reported race and Hispanic origin information
RIDRETH3   Recode of reported race and Hispanic origin information,
            with Non-Hispanic Asian Category
RIDSTATR   Interview and examination status of the participant.
SDDSRVYR   Data release cycle
SDMVPSU   Masked variance unit pseudo-PSU variable for variance
            estimation
SDMVSTRA   Masked variance unit pseudo-stratum variable for variance
            estimation
SEQN   Respondent sequence number.
SIAINTRP   Was an interpreter used to conduct the Sample Person (SP)
            interview?

SIALANG　　Language of the Sample Person Interview Instrument

SIAPROXY　Was a Proxy respondent used in conducting the Sample Person (SP) interview?

WTINT2YR　Full sample 2 year interview weight.

WTMEC2YR　Full sample 2 year MEC exam weight.

　　3. 跳转到 NHANES 官网,查看表和字段的说明

```
browseNHANES(data_group = 'EXAM', nh_table = 'BPX_H')
```

　　4. 显示代码簿

　　对于每个变量,NHANES 提供一个代码簿,这是变量的基本描述,还包括值的分布或范围。使用 nhanesCodebook()函数列出 DEMO_J 中性别字段 RIAGENDR 和种族字段 RIDRETH1 的代码簿定义。

```
library(nhanesA)
nhanesCodebook('DEMO_J', 'RIAGENDR')
## $`Variable Name:`
## [1] "RIAGENDR"
##
## $`SAS Label:`
## [1] "Gender"
##
## $`English Text:`
## [1] "Gender of the participant."
##
## $`Target:`
## [1] "Both males and females 0 YEARS -\r 150 YEARS"
##
## $RIAGENDR
## # A tibble: 3 x 5
##   `Code or Value` `Value Description` Count Cumulative `Skip to Item`
##   <chr>           <chr>               <int>      <int> <lgl>
## 1 1               Male                 4557       4557 NA
## 2 2               Female               4697       9254 NA
## 3 .               Missing                 0       9254 NA
nhanesCodebook('DEMO_J', 'RIDRETH1')
## $`Variable Name:`
## [1] "RIDRETH1"
##
## $`SAS Label:`
## [1] "Race/Hispanic origin"
```

```
##
## $`English Text:`
## [1] "Recode of reported race and Hispanic origin information"
##
## $`Target:`
## [1] "Both males and females 0 YEARS -\r 150 YEARS"
##
## $RIDRETH1
## # A tibble: 6 x 5
##   `Code or Value` `Value Description`    Count Cumulative `Skip to Item`
##   <chr>           <chr>                  <int>      <int> <lgl>
## 1 1               Mexican American        1367       1367 NA
## 2 2               Other Hispanic           820       2187 NA
## 3 3               Non-Hispanic White      3150       5337 NA
## 4 4               Non-Hispanic Black      2115       7452 NA
## 5 5               Other Race - Including Multi-~ 1802 9254 NA
## 6 .               Missing                    0       9254 NA
```

第六节　权重选择和计算

NHANES 使用复杂的调查设计(见 http://www.cdc.gov/nchs/data/series/sr_02/sr02_162.pdf),其目标人群是"美国非制度化的平民居民"。对某些亚群体(如少数民族)进行了过度抽样。对 NHANES 原始数据的直接分析可能导致错误的结论。例如,数据中每个种族样本的人口比例与他们在总体中的比例截然不同。

NHANES 官网要求在研究的时候进行加权分析数据。因为加权更为真实地反映出整体的情况。有时一些已经发表的文章没有考虑权重,是因为作者没有考虑,期刊也没有要求。

表 1-1　NHANES 常见的权重类型(只针对 2001 年后的数据)

变量类型	权重类型
in-home interview 收集的变量	WTINT2YR
MEC 检查变量	WTMEC2YR
子样本变量(如空腹甘油三酯)	相应子样本权重(空腹子样本权重:wtsaf2yr)
24-hour dietary recall(day1)变量	WTDRD1
24-hour dietary recall(day2)变量	WTDR2D

对 NHANES 数据而言,分析最终使用的权重取决于所纳入的变量。权重选择的核心

原则:先明确检测人数最少的变量,然后取该变量对应的权重。

① 所有变量都是以 in-home interview 的方式收集,权重采用 wtint2yr。

② 部分变量是以 MEC 的方式收集的,权重采用 wtmec2yr。

如果所有变量只有以 in-home interview 和 MEC 检查两种方式收集的,权重就用 wtmec2yr,如果还有子样本变量(没有 24-hour dietary recall 变量),参考第③点选择权重;如果包含 24-hour dietary recall 变量则直接参考第④点选择权重。

③ 部分变量是调查子样本的一部分,则采用相应子样本权重。

如果研究的变量同时包括 wtint2yr、wtmec2yr 以及子样本权重这 3 种权重,则选择相应子样本权重;因为所有参与者都接受采访(in-home interview)(人群 1),在接受采访的人中部分接受 MEC 检查(人群 2),在接受 MEC 检查的人中,只有空腹 8 小时以上的人才检查了空腹甘油三酯(人群 3:子样本人群),即在数量上人群 3(子样本人群)<人群 2<人群 1,根据权重选择的核心原则,所以选择子样本变量对应的权重为最终权重。

④ 一些变量来自 24 小时饮食回忆(24-hour dietary recall)。

24 小时饮食回忆不属于子样本变量,但是完成这部分调查的参与者其权重比较特殊,一周中工作日和周末的饮食摄入量可能会存在差异,该权重可以调整这些差异。只要研究中有变量是以 24-hour dietaryrecall 方式收集的(不管是否包括 wtint2yr、wtmec2yr 或者子样本权重),最终权重都为 wtdrd1(第一天)/wtdrd2(2 天)。

结合周期计算权重(合并多个周期时需合并周期,这里只针对 1999 年后的数据)如下。

先根据以上原则选择相应的权重类型,然后根据合并的周期重新计算,以下以 wtint2yr 权重为例。总原则:对于任何不包括 1999—2000 年、2001—2002 年及以后的任何周期合并,权重都等于 1/周期数×(相应权重)。

① 如果只合并 1999—2000 年和 2001—2002 年 4 年(2 个周期)的数据,则最终权重为 wtint4yr(全部周期中,只有合并了 1999—2002 年 4 年的数据才有 wtint4yr 这个权重类型,其他所有的都是 wtint2yr)。

② 如果合并 1999—2004 年 6 年(3 个周期)的数据,须分成 1999—2002 年(作为整体算 2 个周期)和 2003—2004 年(1 个周期)两部分考虑:

1999—2002 年(2 个周期)的权重为 2/3×wtint4yr;

2003—2004 年(1 个周期)的权重为 1/3×wtint2yr。

③ 如果合并 2001—2002 年和 2003—2004 年 4 年(2 个周期)的数据,则最终权重为 1/2×wtint2yr。

④ 如果合并 2001—2006 年 6 年(3 个周期)的数据,因为没有包括 1999—2000 年的数据,所以最终权重为 1/3×wtint2yr。

计算好之后将最终的权重数据传入 svydesign( )函数中,weigths 即完成了抽样方式的设置,可以进行后续的分析了。

一般情况下,当我们使用统计软件进行数据分析时,软件默认数据的抽样设计是简单随机抽样。但是由于简单随机抽样不适用于大范围的调查,NHANES 采用的是复杂多阶段抽样(counties、segments、household 和 individual),每个人被抽中的概率不等,各阶段抽样数据不独立。所以当我们面对 NHANES 数据时,如果直接采用常规的统计方法(描述性统计:如计算均值、标准差、百分比;统计推断和模型:如区间估计、T 检验、方差分析、回归等)分析会出现问题。这就要求我们在进行这些分析之前要经过一定的调整,也就是让统计软件知道具体的抽样设计。

抽样调查相关信息(weight,strata,psu),在 R 中,利用 survey 包中的 svydesign( )函数可以设置抽样方法。

```
nhanesDesign <- svydesign(id = ~psu,
          strata = ~strata,
          weights = ~persWeight, #NHANES 数据分析中 weight 需要提前计算
          nest = TRUE,
          data = nhanesAnalysis)
```

id 传数据中的 psu 变量,告知初级抽样单位,strata 传 strata 变量,告知分层指标。这两个下载后不需要处理直接传入即可。

第七节　数据管理

一、数据合并

NHANES 每个项目中都有许多单独的数据文件。要查找想要的文件,调查内容手册可以帮助你,并且会告诉你某些文件是否随着时间发生了改变。

通常,分析需要多个数据文件。例如,年龄和性别在人口统计项目中,而血压测量在检查项目中,胆固醇变量在实验室项目中,关于先前诊断或服用高血压药物的问题在问卷组件中。在对心血管疾病的完整分析中可能需要这些变量。

1. 同一周期的不同数据合并

根据序列号 "SEQN" 将 3 个表连接成一个表,用来进行后续的分析 (SEQN 是 NHANES 数据库中被调查者的唯一标识)。

```
library(foreign)
library(tidyverse)
library(plyr)
DEMO_J <- read.xport("E:\\DEMO_J.XPT")
DEMOJ <- DEMO_J %>% select(SEQN, RIAGENDR, RIDAGEYR, RIDRETH1)
head(DEMOJ)
##    SEQN RIAGENDR RIDAGEYR RIDRETH1
## 1 93703      2        2        5
## 2 93704      1        2        3
## 3 93705      2       66        4
```

```
## 4 93706          1          18          5
## 5 93707          1          13          5
## 6 93708          2          66          5
BPX_J <- read.xport("E:\\BPX_J.XPT")
BPXJ <- BPX_J %>% select(SEQN, BPXSY1, BPXDI1)
head(BPXJ)
##      SEQN BPXSY1 BPXDI1
## 1 93703    NA     NA
## 2 93704    NA     NA
## 3 93705    NA     NA
## 4 93706    112    74
## 5 93707    128    38
## 6 93708    NA     NA
BMX_J <- read.xport("E:\\BMX_J.XPT")
BMXJ <- BMX_J %>% select(SEQN, BMXWT, BMXHT, BMXBMI)
head(BMXJ)
##      SEQN BMXWT BMXHT BMXBMI
## 1 93703  13.7  88.6   17.5
## 2 93704  13.9  94.2   15.7
## 3 93705  79.5 158.3   31.7
## 4 93706  66.3 175.7   21.5
## 5 93707  45.4 158.4   18.1
## 6 93708  53.5 150.2   23.7
```

(1)使用 full_join{dplyr}函数合并

```
datful <-
  DEMOJ %>% full_join(BPXJ, by = 'SEQN') %>% full_join(BMXJ,
                                                by = 'SEQN')
head(datful)
```

	SEQN	RIAGENDR	RIDAGEYR	RIDRETH1	BPXSY1	BPXDI1	BMXWT	BMXHT	BMXBMI
## 1	93703	2	2	5	NA	NA	13.7	88.6	17.5
## 2	93704	1	2	3	NA	NA	13.9	94.2	15.7
## 3	93705	2	66	4	NA	NA	79.5	158.3	31.7
## 4	93706	1	18	5	112	74	66.3	175.7	21.5
## 5	93707	1	13	5	128	38	45.4	158.4	18.1
## 6	93708	2	66	5	NA	NA	53.5	150.2	23.7

(2)使用 join_all{plyr}函数合并

```
datall <- join_all(list(DEMOJ, BPXJ, BMXJ), by = 'SEQN',
                type = 'full')
```

```
head(datall)
##      SEQN RIAGENDR RIDAGEYR RIDRETH1 BPXSY1 BPXDI1 BMXWT BMXHT BMXBMI
## 1 93703        2        2        5     NA     NA  13.7  88.6   17.5
## 2 93704        1        2        3     NA     NA  13.9  94.2   15.7
## 3 93705        2       66        4     NA     NA  79.5 158.3   31.7
## 4 93706        1       18        5    112     74  66.3 175.7   21.5
## 5 93707        1       13        5    128     38  45.4 158.4   18.1
## 6 93708        2       66        5     NA     NA  53.5 150.2   23.7
```

（3）自编函数合并多个数据框

```
multimerge <- function(dat = list(), ...) {
  if (length(dat) < 2)
    return(as.data.frame(dat))
  mergedat <- dat[[1]]
  dat[[1]] <- NULL
  for (i in dat) {
    mergedat <- merge(all = TRUE, mergedat, i, ...)
  }
  return(mergedat)
}# all=TRUE,保留全部原始数据
dat_mer <- multimerge(list(DEMOJ, BPXJ, BMXJ))
head(dat_mer)
##      SEQN RIAGENDR RIDAGEYR RIDRETH1 BPXSY1 BPXDI1 BMXWT BMXHT BMXBMI
## 1 93703        2        2        5     NA     NA  13.7  88.6   17.5
## 2 93704        1        2        3     NA     NA  13.9  94.2   15.7
## 3 93705        2       66        4     NA     NA  79.5 158.3   31.7
## 4 93706        1       18        5    112     74  66.3 175.7   21.5
## 5 93707        1       13        5    128     38  45.4 158.4   18.1
## 6 93708        2       66        5     NA     NA  53.5 150.2   23.7
```

三种函数的最终结果一样。其中：

SEQN - 序列号

RIAGENDR － 性别

RIDAGEYR － 年龄

RIDRETH1 － 种族

BPXSY1 － 收缩压 (1st rdg) mmHg

BPXDI1 － 舒张压(1st rdg) mmHg

BMXWT － 体重（kg）

BMXHT － 身高（cm）

BMXBMI － 体重指数(kg/m^2)

2. 多周期数据合并

多周期数据合并,数据集之间变量的名称和数量要相同,否则无法正确合并。

例如：将 2013,2015,2017 三个周期的人口统计数据 DEMO_H、DEMO_I、DEMO_J 合并,只保留变量 SEQN, RIAGENDR, RIDAGEYR, RIDRETH1。

```
library(foreign)
library(tidyverse)
library(plyr)
DEMO_H <- read.xport("E:\\DEMO_H.XPT")
DEMOH <- DEMO_H %>% select(SEQN, RIAGENDR, RIDAGEYR, RIDRETH1)
dim(DEMOH)
## [1] 10175       4
DEMO_I <- read.xport("E:\\DEMO_I.XPT")
DEMOI <- DEMO_I %>% select(SEQN, RIAGENDR, RIDAGEYR, RIDRETH1)
dim(DEMOI)
## [1] 9971       4
DEMO_J <- read.xport("E:\\DEMO_J.XPT")
DEMOJ <- DEMO_J %>% select(SEQN, RIAGENDR, RIDAGEYR, RIDRETH1)
dim(DEMOJ)
## [1] 9254       4
library(data.table)
##
## 载入程辑包:'data.table'
##
## The following objects are masked from 'package:lubridate':
##
##      hour, isoweek, mday, minute, month, quarter, second, wday, week,
##      yday, year
##
## The following objects are masked from 'package:dplyr':
##
##      between, first, last
##
## The following object is masked from 'package:purrr':
##
##      transpose
data = list(DEMOH, DEMOI, DEMOJ)
dat <- rbindlist(data, use.names = TRUE)
dim(dat)
```

```
## [1] 29400        4
dat
##          SEQN RIAGENDR RIDAGEYR RIDRETH1
##         <num>    <num>    <num>    <num>
##     1: 73557        1       69        4
##     2: 73558        1       54        3
##     3: 73559        1       72        3
##     4: 73560        1        9        3
##     5: 73561        2       73        3
##    ---
## 29396: 102952       2       70        5
## 29397: 102953       1       42        1
## 29398: 102954       2       41        4
## 29399: 102955       2       14        4
## 29400: 102956       1       38        3
```

二、翻译编码值

一个 NHANES 表可能有几十列带有编码值。翻译所有可能的列需要三个步骤：

①下载表格；

②保存表格变量列表；

③将表格和变量列表传递给 nhanesTranslate。

翻译字符串被限制为默认长度 32,但可以设置为最高 128。此外,将翻译至少有两个类别(如男性、女性)的列。

表 1-2　变量 RIAGENDR(性别)

Code or Value	Value Description	Count	Cumulative	Skip to Item
1	Male	4 557	4 557	
2	Female	4 697	9 254	

表 1-3　变量 RIDRETH1(种族)

Code or Value	Value Description	Count	Cumulative	Skip to Item
1	Mexican American	1 367	1 367	
2	Other Hispanic	820	2 187	
3	Non-Hispanic White	3 150	5 337	
4	Non-Hispanic Black	2 115	7 452	
5	Other Race	1 802	9 254	

RIAGENDR 和大多数分类变量一样,是一个编码字段。也就是说,值 1 和 2 对应于

编码值（男性、女性）。如果需要，我们可以使用 nhanesTranslate 函数通过指定
data=demo 将代码转换直接应用于 demo。这将用编码值替换原始值。RIAGENDR 字段
现在被重新编码为男性、女性，而不是 1,2。

同样，变量 RIDRETH1 也是一个编码字段。也就是说，值 1,2,3,4,5 对应于编码值
Mexican American,Other Hispanic,Non-Hispanic White,Non-Hispanic Black,
Other Race。

使用 nhanesTranslate 函数通过指定 data=demo 将代码转换直接应用于 demo。
这将用编码值替换原始值。RIAGENDR 字段现在被重新编码为 Mexican American,
Other Hispanic,Non-Hispanic White,Non-Hispanic Black,Other Race 而不是
1,2,3,4,5。

1. 使用 nhanesTranslate()函数(需要联网)

```
library(nhanesA)
library(foreign)
demo_j <- read.xport("E:\\DEMO_J.XPT")
attach(demo_j)
# 选择变量
library(tidyverse)
demo <- demo_j %>% select(RIAGENDR, RIDRETH1)
demo_vars <- names(demo)
demo_Tra <- nhanesTranslate('DEMO_J', demo_vars, data = demo)
## Translated columns: RIAGENDR RIDRETH1
attach(demo_Tra)
## The following objects are masked from demo_j:
##
##      RIAGENDR, RIDRETH1
```

2. 输入对应的编码值

```
library(nhanesA)
library(foreign)
demo_j <- read.xport("E:\\DEMO_J.XPT")
demo_j <- within(demo_j, {
  RIAGENDR <- factor(RIAGENDR,
                     labels = c("Male", "Fmale"))
  RIDRETH1 <- factor(
    RIDRETH1,
    labels = c(
      "Mexican American",
      "Other Hispanic",
      "Non-His Black",
```

```
    " Non-Hispanic White",
    "Other Race"
  )
)
})
```

三、取子集

(一)选取符合条件的子集

R 选取符合条件的行子集使用基础包的 subset()函数。

subset(x, subset, select),其中,x 为选取子集的对象。

subset:指示要保留的元素或行的逻辑表达式。

　　①单一条件,例如:RIDAGEYR > 18(变量 "RIDAGEYR" 的值大于 18);

　　②同时具备多个条件,用符号"&"连接,例如:BMXBMI >25& RIDAGEYR > 18;

　　③具备多个条件之一,用符号"|"连接。

　　比较运算符:>、>=、<、<=、!=(不等于)、==(等于)

　　逻辑运算符:& 表示"与"、| 表示"或"、! 表示"非"

　　select 为表达式,指示要从数据框中选择的列。

　　①select = c(BMXWT,BMIWT,BMXRECUM));

　　②select = (-BMXRECUM) # 选取除了 BMXRECUM 以外的变量;

　　③select =　(BMXWT:BMXRECUM) # 选取 BMXWT 和 BMXRECUM 之间的变量。

```
library(foreign)
library(tidyverse)
DEMO_J <- read.xport("E:\\DEMO_J.XPT")
DEMOJ <- DEMO_J %>% select(SEQN, RIAGENDR, RIDAGEYR)
BPX_J <- read.xport("E:\\BPX_J.XPT")
BPXJ <- BPX_J %>% select(SEQN, BPXSY1, BPXDI1, BPXSY2, BPXDI2,
                         BPXSY3, BPXDI3)
BMX_J <- read.xport("E:\\BMX_J.XPT")
BMXJ <- BMX_J %>% select(SEQN, BMXBMI)
dat <- DEMOJ %>% full_join(BPXJ, by = 'SEQN') %>%
  full_join(BMXJ, by = 'SEQN')
```

　　1.选出年龄大于 18 的数据子集,只显示年龄和血压

```
sub18 <- subset(dat, RIDAGEYR > 18, select = c(RIDAGEYR,
                BPXSY1:BPXDI3))
head(sub18)
##    RIDAGEYR BPXSY1 BPXDI1 BPXSY2 BPXDI2 BPXSY3 BPXDI3
## 3        66     NA     NA     NA     NA    202     62
```

## 6	66	NA	NA	138	78	144	76
## 7	75	120	66	118	66	118	68
## 9	56	108	68	94	68	102	64
## 11	67	104	70	104	74	106	72
## 12	54	NA	NA	NA	NA	164	94

2. 选出年龄大于 18 的数据子集，只显示 RIAGENDR、RIDAGEYR 和 BMXBMI
变量

```
sub18_3 <- subset(dat, RIDAGEYR > 18, select = c(RIAGENDR, RIDAGEYR,
          BMXBMI))
head(sub18_3)
```

##	RIAGENDR	RIDAGEYR	BMXBMI
## 3	2	66	31.7
## 6	2	66	23.7
## 7	2	75	38.9
## 9	1	56	21.3
## 11	1	67	23.5
## 12	2	54	39.9

3. 选出年龄大于 18 并且 RIAGENDR == 1 的数据，显示除了变量 BMXBMI 以外
的变量

```
sub18_R1 <- subset(dat, RIDAGEYR > 18 & RIAGENDR == 1, select = -BMXBMI)
head(sub18_R1)
```

##	SEQN	RIAGENDR	RIDAGEYR	BPXSY1	BPXDI1	BPXSY2	BPXDI2	BPXSY3	BPXDI3
## 9	93711	1	56	108	68	94	68	102	64
## 11	93713	1	67	104	70	104	74	106	72
## 13	93715	1	71	112	60	112	58	118	60
## 14	93716	1	61	120	72	120	74	122	70
## 15	93717	1	22	116	62	124	66	116	68
## 16	93718	1	45	128	88	136	94	130	88

(二)随机抽样

```
set.seed(6)# 设置随机抽样种子
sub <- sample(nrow(dat), 10)# 无放回随机抽取 10 个行序号
sub10 <- dat[sub, c(1:6)]
sub10
```

##	SEQN	RIAGENDR	RIDAGEYR	BPXSY1	BPXDI1	BPXSY2
## 6965	100667	1	20	120	74	116
## 941	94643	2	4	NA	NA	NA
## 8526	102228	2	11	98	68	104
## 3768	97470	2	8	96	44	100

## 835	94537	1	11	104	0	100
## 633	94335	1	69	172	96	174
## 4226	97928	1	56	136	78	138
## 6242	99944	1	9	100	58	102
## 2974	96676	1	39	NA	NA	NA
## 1307	95009	1	13	144	60	142

(三)划分训练集和测试集

1. 使用 sample()函数

```
set.seed(6)#设置随机抽样种子

trains = sample(nrow(dat), round(nrow(dat) * 3 / 4)) #round()四舍五入

train_dat = dat[trains,]

test_dat = dat[-trains,]

dim(train_dat)

## [1] 6940    10

dim(test_dat)

## [1] 2314    10
```

2. 使用 createDataPartition()函数

```
library(caret) # createDataPartition()函数在此包内

trainc = createDataPartition(y = dat$RIAGENDR,
                             p = 0.80,
                             list = FALSE)

train_dat = dat[trainc,]#80%的数据作为训练数据

test_dat = dat[-trainc,]#20%的数据作为测试数据

dim(train_dat)

## [1] 7404    10

dim(test_dat)

## [1] 1850    10
```

以上命令中 createDataPartition()是数据划分函数,对象是 dat$ RIAGENDR, p=0.80 表示训练数据所占的比例为 80%,list 是输出结果的格式,默认 list=FALSE。

使用 createDataPartition()函数的好处是它会自动从分类变量的各个因子水平随机取出等比例的数据,组成训练集。

四、创建分类变量

(一)定义因子水平

因子是把数据进行分类并标记为不同层级的数据对象。因子层级会自动按照字符串的字母顺序排序,也可以指定顺序。

创建分类,使用 factor()函数。如果省略定义因子水平的步骤,R 会将按字母顺序排序的数据作为因子水平。

```
xc <- c("Dec", "Apr", "Jan", "Mar")# 字符向量
str(xc)
##  chr [1:4] "Dec" "Apr" "Jan" "Mar"
xc
## [1] "Dec" "Apr" "Jan" "Mar"
xf <- factor(xc)# 创建分类变量,省略定义因子水平
xf
## [1] Dec Apr Jan Mar
## Levels: Apr Dec Jan Mar
# 创建分类变量,定义因子水平
xfl <- factor(xc, levels <- c("Jan", "Mar", "Apr", "Dec"))
xfl
## [1] Dec Apr Jan Mar
## Levels: Jan Mar Apr Dec
```

(二)构建二分类变量

NHANES 数据中的变量属性均为数值型,有些分类变量像婚姻、性别、种族等,定义变量属性,翻译编码值就可以称为分类变量;像年龄、BMI、血压等连续型变量,如果转换为分类变量,需要对其进行分割,然后定义变量属性。

对于高血压的诊断,目前美国新的标准是收缩压>130mmHg 和舒张压 >80mmHg。

读取血压(BPX J) 数据文件:BPX_J.xpt,将三次收缩压读数和三次舒张压读数分别求其平均值, 然后根据收缩压和舒张压的平均值按上述标准生成二分类变量。收缩压≥130mmHg 和(或) 舒张压≥80mmHg 定义为"Yes",否则为"No"。

变量名:BPXSY1

SAS 标签:收缩压(第一次读数)mmHg

变量名:BPXDI1

SAS 标签:舒张压(第一次读数)mmHg

变量名:BPXSY2

SAS 标签:收缩压(第二次读数)mmHg

变量名:BPXDI2

SAS 标签:舒张压(第二次读数)mmHg

变量名:BPXSY3

SAS 标签:收缩压(第三次读数)mmHg

变量名:BPXDI3

SAS 标签:舒张压(第三次读数)mmHg

```
library(foreign)
library(tidyverse)
BPX_J <- read.xport("E:\\BPX_J.XPT")
BPXJ <- BPX_J %>% select(BPXSY1, BPXDI1, BPXSY2, BPXDI2, BPXSY3,
```

```
                          BPXDI3)
BPXJ$BPSysAve <- round(apply(BPXJ[, c("BPXSY1", "BPXSY2", "BPXSY3")],
                     1, mean, na.rm = T), digits = 0)
BPXJ$BPDiaAve <- round(apply(BPXJ[, c("BPXDI1", "BPXDI2", "BPXDI3")],
                     1, mean, na.rm = T), digits = 0)
BPXJ$Hypertension <-
  ifelse(BPXJ$BPSysAve >= 130 | BPXJ$BPDiaAve >= 80, "Yes", "No")
BPXJ$Hypertension <-
  factor(BPXJ$Hypertension, levels <- c("Yes", "No"))
table(BPXJ$Hypertension)
##
## Yes    No
## 2371 4343
```

（三）创建多分类变量

多分类变量一般是将连续变量根据某些标准分割生成的。

```
# 按 WHO 标准对 BMI 分类
library(foreign)
library(tidyverse)
BMX_J <- read.xport("E:\\BMX_J.XPT")
DBM <- BMX_J %>% select(BMXBMI)
```

1.按标准对 BMI 分 4 类

```
DBM$BMI_1 = ifelse(
  DBM$BMXBMI < 18.5,
  "Under Weight",
  ifelse(
    DBM$BMXBMI >= 18.5 & DBM$BMXBMI < 25,
    "Normal Weight",
    ifelse(
      DBM$BMXBMI >= 25 & DBM$BMXBMI < 30,
      "Over Weight",
      ifelse(DBM$BMXBMI >= 30, "Obese", NA)
    )
  )
)
DBM$BMI_1 <- factor(DBM$BMI_1,
                    levels = c("Under Weight", "Normal Weight",
                               "Over Weight", "Obese"))
```

2. 按标准对 BMI 分 6 类

```
DBM$BMI_2 = ifelse(
  DBM$BMXBMI < 18.5,
  " Under Weight",
  ifelse(
    DBM$BMXBMI >= 18.5 & DBM$BMXBMI < 25,
    "Normal Weight",
    ifelse(
      DBM$BMXBMI >= 25 & DBM$BMXBMI < 30,
      "Over Weight",
      ifelse(
        DBM$BMXBMI >= 30 & DBM$BMXBMI < 35,
        "Obesity Class I",
        ifelse(
          DBM$BMXBMI >= 35 & DBM$BMXBMI < 40,
          "Obesity Class II",
          ifelse(DBM$BMXBMI > 40, "Obesity Class III", NA)
        )
      )
    )
  )
)
DBM$BMI_2 <- factor(
  DBM$BMI_2,
  levels = c(
    "Under Weight",
    "Normal Weight",
    "Over Weight",
    "Obesity Class I ",
    "Obesity Class II ",
    "Obesity Class III"
  )
)
```

3. 年龄分类变量

```
library(Hmisc)
library(foreign)
library(tidyverse)
DEMO_J <- read.xport("E:\\DEMO_J.XPT")
```

```
DEMOJ <- DEMO_J %>% select(RIDAGEYR)
# 指定组限分割
DEMOJ$Age_gro = ifelse(
  DEMOJ$RIDAGEYR >= 21 & DEMOJ$RIDAGEYR <= 40,
  "21-40",
  ifelse(
    DEMOJ$RIDAGEYR > 40 & DEMOJ$RIDAGEYR <= 60,
    "41-60",
    ifelse(DEMOJ$RIDAGEYR > 60, "61_80", NA)
  )
)
DEMOJ$Age_gro <- factor(DEMOJ$Age_gro)
table(DEMOJ$Age_gro)
##
## 21-40 41-60 61_80
##  1687  1797  2009
# 等距分割
library(Hmisc)
set.seed(1)
DEMOJ$Age_gro <- cut2(DEMOJ$RIDAGEYR, c(20, 40, 60))
table(DEMOJ$Age_gro)
##
## [ 0,20) [20,40) [40,60) [60,80]
##    3685    1687    1732    2150
# 分位数分割
DEMOJ$Age_gro <-
  cut(DEMOJ$RIDAGEYR,
      breaks = quantile(DEMOJ$RIDAGEYR),
      include.lowest = TRUE)
table(DEMOJ$Age_gro)
##
## [0,11] (11,31] (31,58] (58,80]
##   2491    2186    2337    2240
DEMOJ$Age_gro <-
  cut(DEMOJ$RIDAGEYR,
      quantile(DEMOJ$RIDAGEYR, (0:4) / 4),
      include.lowest = TRUE)
table(DEMOJ$Age_gro)
```

```
##
##    [0,11]  (11,31]  (31,58]  (58,80]
##    2491     2186     2337     2240
```

4. 抽烟分类变量

将 NHNAES 公布的变量转换为分类变量，有时候一个分类变量需要通过多个变量取值来确定。使用 NHANES 数据发表的文章中,抽烟比较常见的分类是从不抽烟、以前抽烟、现在抽烟。

①从不抽烟:一生抽烟支数<100 支;

②以前抽烟:一生抽烟支数>100 支,现在不抽烟(Not at all);

③现在抽烟:一生抽烟支数>100 支,现在仍然抽烟(Everyday,Somedays)。

将 NHANES 公布的抽烟相关变量转换为上述分类时，需要考虑问卷设计时的逻辑跳转问题。在询问受访者是否"一生至少抽过 100 支烟"时,如果受访者回答否,那么就不再询问受试者"你现在抽烟吗"。

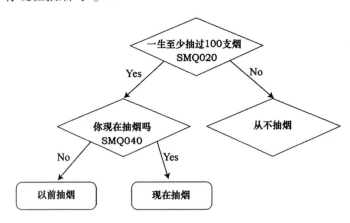

图 1-12 抽烟问卷设计的逻辑跳转

首先找到与上述分组相关的变量,包括 SMQ020, SMQ040。结合变量本身赋值情况,SMQ020=2 为从不抽烟,SMQ040=3 为以前抽烟,SMQ040=1 或者 SMQ040=2 为现在抽烟。

数据文件为 SMQ_J,变量名称为 SMQ020,SAS 标签:一生至少抽过 100 支烟。

表 1-4 变量 SMQ020

Code or Value	Value Description	Count	Cumulative	Skip to Item
1	Yes	2 359	2 359	
2	No	3 497	5 856	SMQ890
7	Refused	0	5 856	SMQ890
9	Don't know	0	5 856	SMQ890
.	Missing	868	6 724	

数据文件为 SMQ_J,变量名称为 SMQ040,SAS 标签:你现在抽烟吗。

表 1-5　变量 SMQ040

Code or Value	Value Description	Count	Cumulative	Skip to Item
1	Every day	805	805	SMQ078
2	Some days	216	1 021	SMD641
3	Not at all	1 338	2 359	
7	Refused	0	2 359	SMAQUEX2
9	Don't know	0	2 359	SMAQUEX2
.	Missing	4 365	6 724	

```
library(foreign)
library(tidyverse)
SMQ_J <- read.xport("E:\\SMQ_J.XPT")
SMQJ <- SMQ_J %>% select(SMQ020, SMQ040)
SMQJ <-
  SMQJ %>%
  mutate(Smoking = derivedFactor(
    Current = SMQ040 == 1 | SMQ040 == 2,
    Former = SMQ040 == 3,
    Never = SMQ020 == 2
  ))
tally( ~ Smoking, data = SMQJ)
## Smoking
## Current  Former   Never    <NA>
##    1021    1338    3497     868
head(SMQJ)
##   SMQ020 SMQ040 Smoking
## 1      1      3  Former
## 2      2     NA   Never
## 3     NA     NA    <NA>
## 4      2     NA   Never
## 5      1      1 Current
## 6      2     NA   Never
```

第八节　缺失值多重插补

　　删除所有含有缺失数据的观测(行删除)是处理不完整数据集的若干手段之一。如果只有少数缺失值或者缺失值仅集中于一小部分观测中，行删除不失为解决缺失值问题的一种优秀方法。na.omit()函数可以删除数据集中所有含缺失数据的行。当缺失数据所占比例较大,特别是遗漏数据非随机分布时,这种方法可能导致数据发生偏离,从而引出错误的结论。

　　MICE 算法的原理是基于蒙特卡洛模拟法(MC)。支持输入的数据类型有:连续变量、二值变量、无序分类和有序分类变量。

　　即使数据是完全随机缺失的,缺失值过多也是个问题。对于大型数据集,通常安全的最大阈值为总阈值的 5%。如果某个观测(或特征)的缺失数据量超过 5%,可以考虑删除该观测(或特征)。

　　mice 包实现了一种处理缺失数据的方法。该软件包为多变量缺失数据创建了多重插补(替换值)。该方法基于完全条件规范,其中每个不完全变量由单独的模型估算。MICE算法可以估算连续、二进制、无序分类和有序分类数据的混合。此外,MICE 可以估算连续的两级数据,并通过被动估算的方式保持估算之间的一致性。实施了许多诊断图来检查插补质量。通过链式方程生成多元插补

　　mice()函数首先从一个包含缺失数据的数据库开始,返回一个包含多个(默认为 5 个)完整数据集的对象。每个完整数据集都是通过对原始数据框中的缺失数据进行插补而生成的。由于插补有随机的成分,因此每个完整数据集都略有不同。

```
mice(
  data,
  m = 5,
  method = NULL,
  predictorMatrix,
  ignore = NULL,
  where = NULL,
  blocks,
  visitSequence = NULL,
  formulas,
  blots = NULL,
  post = NULL,
  defaultMethod = c("pmm", "logreg", "polyreg", "polr"),
  maxit = 5,
  printFlag = TRUE,
```

```
  seed = NA,
  data.init = NULL,
  ...
)
```

mice()函数所需的主要参数如下。

data:包含缺失值的数据框或矩阵。缺失值被编码为 NA。

m:多重插补法的数量,默认为 5。

method:指定数据中每一列的输入方法。

①数值型数据适用 pmm;

②二分类数据适用 logreg;

③无序多类别数据适用 ployreg;

④有序多分类变量适用 polr。默认方法为 pmm 。

maxit:迭代次数,默认为 5 。

seed:一个整数,由 set.seed()产生,作为偏移随机数生成器。

完成插补后,接下来可以使用 complete()函数返回完整的数据集,action 的参数值表示选择第几次的插补值来填补原始数据集。

```
library(mice)
pMiss <- function(x) {
  round(sum(is.na(x)) * 100 / length(x), 3)
}
nhanes
##     age  bmi hyp chl
## 1    1   NA  NA  NA
## 2    2 22.7   1 187
## 3    1   NA   1 187
## 4    3   NA  NA  NA
## 5    1 20.4   1 113
## 6    3   NA  NA 184
## 7    1 22.5   1 118
## 8    1 30.1   1 187
## 9    2 22.0   1 238
## 10   2   NA  NA  NA
## 11   1   NA  NA  NA
## 12   2   NA  NA  NA
## 13   3 21.7   1 206
## 14   2 28.7   2 204
## 15   1 29.6   1  NA
## 16   1   NA  NA  NA
```

```
## 17    3 27.2    2 284
## 18    2 26.3    2 199
## 19    1 35.3    1 218
## 20    3 25.5    2  NA
## 21    1  NA   NA  NA
## 22    1 33.2    1 229
## 23    1 27.5    1 131
## 24    3 24.9    1  NA
## 25    2 27.4    1 186
```

apply(nhanes, 2, pMiss)#特征缺失数据百分率

```
## age bmi hyp chl
##   0  36  32  40
```

imp <- mice(nhanes)

complete(imp)

```
##     age bmi hyp chl
## 1     1 33.2   2 238
## 2     2 22.7   1 187
## 3     1 27.2   1 187
## 4     3 25.5   2 206
## 5     1 20.4   1 113
## 6     3 20.4   2 184
## 7     1 22.5   1 118
## 8     1 30.1   1 187
## 9     2 22.0   1 238
## 10    2 26.3   2 229
## 11    1 29.6   2 187
## 12    2 30.1   2 206
## 13    3 21.7   1 206
## 14    2 28.7   2 204
## 15    1 29.6   1 187
## 16    1 29.6   1 131
## 17    3 27.2   2 284
## 18    2 26.3   2 199
## 19    1 35.3   1 218
## 20    3 25.5   2 284
## 21    1 33.2   2 184
## 22    1 33.2   1 229
## 23    1 27.5   1 131
```

```
## 24    3 24.9    1 284
## 25    2 27.4    1 186
```

第九节 NHANES 包

NHANES 包只有两个数据集 NHANES 和 NHANESraw,分别包括 2009—2010 年和 2011—2012 年样本年的 75 个变量。NHANESraw 对这些变量进行了 20 293 次观测,加上描述所采用样本加权方案的 4 个额外变量。NHANES 包含从 NHANESraw 重新采样的 10 000 行数据,以消除过采样效应。

对于 NHANES 数据集,建议在所有分析中使用采样权重和样本设计变量,因为样本设计是聚类设计,并包含了选择的差分概率。如果不考虑采样参数,可能会得到有偏差的估计,并夸大显著性水平。出于教育目的,可以将 NHANES 视为来自美国人口的简单随机样本。

表 1-6 是 NHANES 数据集中的变量以及变量描述。

表 1-6 NHANES 数据集中的变量以及变量描述

人口统计学变量		
变量名称	注释	备注
ID	唯一标识	
SurveyYr	周期	
Gender	性别	male or female
Age	年龄(年)	80 岁或以上的记为 80
AgeDecade	从年龄派生的类别变量	级别为 0~9,10~19,…70+
AgeMonths	年龄(以月为单位)	2009—2010 年 0~79 岁参与者的年龄,2011—2012 年 0~2 岁参与者的年龄
Race1	种族	Mexican, Hispanic, White, Black, or Other
Race3	种族	Mexican, Hispanic, White, Black, Asian, or Other. 2009—2010 年不可用
Education	教育水平	针对 20 岁或以上的参与者 8thGrade,9th~11thGrade,HighSchool, SomeCollege, or CollegeGrad.
MaritalStatus	婚姻状况	针对 20 岁或以上的参与者 Married,Widowed,Divorced,Separated, NeverMarried, LivePartner

续表

人口统计学变量		
变量名称	注释	备注
HHIncome	家庭年总收入(美元)	0~4 999,5 000~9 999,10 000~14 999, 15 000~19 999,20 000~24 999,25 000~ 34 999,35 000~44 999,45 000~54 999, 55 000~64 999,65 000~74 999,75 000~ 99 999,100 000 or More.
HHIncomeMid	HHIncome 的中位数	
Poverty	贫困比率	数字越小,贫困程度越高
HomeRooms	参与者家里房屋间数	13 个房间 =13 个或更多房间
HomeOwn	房屋性质	Own,Rent or Other
Work	工作	Looking,NotWorking
物理测量		
变量名称	注释	备注
Weight	体重(kg)	
Length	平卧长度(cm)	报告对象为 0~3 岁参与者
HeadCirc	头围(cm)	报告对象为 0 岁(0~6 个月)参与者
Height	身高(cm)	报告对象为 2 岁或 2 岁以上的参与者
BMI	体重指数(kg/m²)	报告对象为 2 岁或 2 岁以上的参与者
BMICatUnder 20yrs	体重指数类别	针对 2 至 19 岁的参与者进行报告 UnderWeight(BMI<5thpercentile) NormWeight (BMI 5th to < 85th percentile), OverWeight (BMI 85th to < 95th percentile), Obese (BMI >= 95th percentile).
BMI_WHO	体重指数类别	报告对象为 2 岁或 2 岁以上的参与者
Pulse	脉搏	
BPSysAve	平均收缩压(mm Hg)	
BPDiaAve	平均舒张压(mm Hg)	
BPSys1	收缩压(mm Hg)	第 1 次读数
BPDia1	舒张压(mm Hg)	第 1 次读数
BPSys2	收缩压(mm Hg)	第 2 次读数
BPDia2	舒张压(mm Hg)	第 2 次读数
BPSys3	收缩压(mm Hg)	第 3 次读数
BPDia3	舒张压(mm Hg)	第 3 次读数
Testosterone	睾酮(ng/dL)	针对 6 岁或以上的参与者 2009—2010 年不可用

续表

健康状况变量		
变量名称	注释	备注
DirectChol	高密度脂蛋白胆固醇(mmol/L)	针对 6 岁或以上的参与者报告
TotChol	总胆固醇(mmol/L)	针对 6 岁或以上的参与者进行报告
UrineVol1	尿液体积(mL)	针对 6 岁或以上的参与者进行报告
UrineFlow1	尿液流速(mL/min)	针对 6 岁或以上的参与者进行报告
UrineVol2	尿液体积(mL)	第 2 次,针对 6 岁或以上的参与者
UrineFlow2	尿液流速(mL/min)	第 2 次,针对 6 岁或以上的参与者
Diabetes	是否患有糖尿病	针对 1 岁或 1 岁以上的参与者 Yes or No
DiabetesAge	第一次被告知患有糖尿病时的年龄	针对 1 岁或 1 岁以上的参与者
HealthGen	总体健康状况的评级	针对 12 岁或以上的参与者 Excellent, Vgood, Good, Fair, or Poor
DaysPhysHlth-Bad	过去 30 天身体健康状况不佳的天数	12 岁或以上的参与者自我报告
DaysMentHlth-Bad	过去 30 天心理健康状况不佳的天数	12 岁或以上的参与者自我报告
LittleInterest	做事没有兴趣的大数	18 岁或以上的参与者自我报告 None, Several, Majority (more than half the days), or AlmostAll
Depressed	感到沮丧绝望的天数	18 岁或以上的参与者自我报告 None, Several, Majority (more than half the days), or AlmostAll.
nPregnancies	怀孕的次数	20 岁或以上的女性参与者
nBabies	分娩活产数	20 岁或以上的女性参与者
PregnantNow	妊娠状况	Yes,No or unknown
Age1stBaby	首次活产时的年龄	14 岁或以下 =14、45 岁或以上 =45 报告对象为 20 岁或以上的女性参与者
SleepHrsNight	工作日或工作日的晚上学习的小时数	针对 16 岁及以上的参与者
SleepTrouble	有睡眠问题	针对 16 岁及以上的参与者 Yes or No

生活方式变量		
变量名称	注释	备注
PhysActive	中等强度或剧烈的运动、健身或娱乐活动	针对 12 岁及以上的参与者 Yes or No
PhysActiveDays	一周中进行中等强度或剧烈活动的天数	针对 12 岁及以上的参与者
TVHrsDay	在过去 30 天里，平均每天看电视小时数	针对 2 岁或 2 岁以上的参与者 0_to_1hr,1_hr,2_hr,3_hr,4_hr,More_4_hr. 2009—2010 年不可用
CompHrsDay	在过去的 30 天里，平均每天使用电脑或游戏设备的小时数	针对 2 岁或 2 岁以上的参与者 0_hrs,0_to_1hr,1_hr,2_hr,3_hr,4_hr, More_4_hr。 2009—2010 年不可用
TVHrsDayChild	在过去 30 天里，平均每天看电视小时数	针对 2 至 11 岁的参与者 2011—2012 年不可用
CompHrsDay-Child	在过去的 30 天里，平均每天使用电脑或游戏设备的小时数	针对 2 至 11 岁的参与者 2011—2012 年不可用
Alcohol12PlusYr	在任何一年内至少饮用了 12 杯任何类型的酒精饮料	针对 18 岁或 18 岁以上的参与者 Yes or No
AlcoholDay	饮用酒精饮料的平均天数	针对 18 岁或 18 岁以上的参与者
AlcoholYear	在过去一年中饮用酒精饮料的估计天数	针对 18 岁或 18 岁以上的参与者
SmokeNow	目前经常吸烟	针对 20 岁或 20 岁以上的参与者 Yes or No
Smoke100	一生中至少抽过 100 支烟	针对 20 岁或 20 岁以上的参与者 Yes or No
Smoke100n	吸烟者与非吸烟者	Non-Smoker,Smoker
SmokeAge	最初开始有规律地吸烟的年龄	针对 20 岁或 20 岁以上的参与者
Marijuana	是否吸食过大麻	针对 18~59 岁的参与者 Yes or No
AgeFirstMarij	第一次尝试大麻	针对 18~59 岁的参与者
RegularMarij	曾经／现在是经常吸食大麻的人	针对 18~59 岁的参与者 Yes or No
AgeRegMarij	首次开始定期使用大麻时的年龄	针对 18~59 岁的参与者

续表

生活方式变量		
变量名称	注释	备注
HardDrugs	尝试过可卡因、快克可卡因、海洛因或甲基苯丙胺	针对 18~69 岁的参与者 Yes or No
SexAge	第一次发生性行为时的年龄	针对 18~69 岁的参与者
SexNumPartnLife	拥有异性伴侣数量,在他们的一生中有过任何形式的性行为	针对 18~69 岁的参与者
SexNumPartYear	拥有异性伴侣数量在过去 12 个月里有过任何形式的性行为	针对 18~59 岁的参与者
SameSex	同性伴侣发生过任何形式的性行为	针对 18~69 岁的参与者 Yes or No
SexOrientation	性取向(自我描述)	针对 18~59 岁的参与者 Heterosexual, Homosexual, Bisexual

第二章　简单线性回归

第一节　概　述

简单线性回归,也称为一元线性回归,是一种根据单一预测变量(自变量)X 预测定量响应变量(因变量)Y 的统计方法,它假定 X 和 Y 之间存在线性关系。

一、简单线性回归模型

描述 y 如何依赖 x 和误差项 ε 的方程称为回归模型,简单线性回归模型的形式如下:

$$y = \beta_0 + \beta_1 x + \varepsilon$$

式中, β_0 和 β_1 是待估计的总体参数,称为回归系数, β_0 表示 $y-$ 截距,就是当 $x=0$ 时 y 的值; β_1 表示回归直线的斜率,就是当 x 增加一个单位时 y 的平均变化量,表征自变量对因变量影响的程度。ε 是均值为零的随机误差项,随机误差项是包含在 y 中但不能被 x 和 y 之间的线性关系解释的变异性,是一个相互独立且服从同一正态分布 $N(0,\sigma^2)$ 的随机变量。

关于简单线性回归模型中误差项 ε 的假设:
①误差项 ε 是平均值或期望值为零的随机变量,即 $E(\varepsilon)=0$;
②ε 的方差 σ^2 对于 x 的所有值都是相同的;
③ε 的值是独立的;
④对于 x 的所有值,误差项 ε 是正态分布的随机变量。

二、简单线性回归方程

描述 y 的期望值 $E(y)$ 如何依赖 x 的方程称为回归方程。简单线性回归方程形式如下:

$$E(y)= \beta_0 + \beta_1 x$$

对于一个给定的 x 值, $E(y)$ 是 y 的平均值或期望值。

三、估计的简单线性回归方程

简单线性回归方程的总体参数 β_0 和 β_1 的值是未知的, 必须利用样本数据去估计它,用样本统计量 b_0 和 b_1 作为总体参数 β_0 和 β_1 的估计量。

用样本统计量 b_0 和 b_1 代替总体参数 β_0 和 β_1,得到的方程称为估计的简单线性回归方程。

$$\hat{y} = b_0 + b_1 x$$

式中，b_0 为 $y-$ 截距，b_1 为回归直线的斜率，$\hat{y}$ 为因变量 y 的预测值。通常，对于一个给定的 x 值，$\hat{y}$ 是 y 的平均值 $E(y)$ 的一个点估计。

其中，帽子符号"^"表示对一个未知的参数或系数的估计值，或表示响应变量的预测值。

四、线性相关系数

线性相关系数又称为积差相关系数或 *Pearson* 相关系数，用符号 r 表示。是英国统计学家皮尔逊(Pearson)于 20 世纪初提出的一种计算直线相关系数的方法，用于描述两个随机变量线性相关关系的密切程度和相关方向，它度量的是线性相关。

Pearson 相关系数是在原始数据的方差和协方差基础上计算得到，所以对离群值比较敏感。

$$r = \mathrm{Cor}(X, Y) = \frac{\sum_{i=1}^{n}(x_i - \bar{x})(y_i - \bar{y})}{\sqrt{\sum_{i=1}^{n}(x_i - \bar{x})^2}\sqrt{\sum_{i=1}^{n}(y_i - \bar{y})^2}}$$

线性相关系数 r 取值为 $-1 \sim 1$。$r = 0$，表示两个变量绝对不相关；$r > 0$，两个变量正相关；$r < 0$，两个变量负相关。

线性相关系数 r 的绝对值越接近于 1，两个变量之间相关性越强。一般认为当 r 绝对值等于或大于 0.7 时，两个变量高度相关，即强相关，在直线相关分析里，它能够解释接近一半的因变量变异，特别受研究者青睐；当 r 绝对值为 0.5~0.7 时，两个变量中度相关；当 r 绝对值为 0.3~0.5 时，两个变量弱相关；当 r 绝对值小于 0.3 时，说明两个变量之间几乎不存在相关关系。

因果关系是相关关系的一种，但两个变量之间有相关关系，并不一定有因果关系。

皮尔逊相关的约束条件：

①两个变量间有线性关系；

②变量是连续变量；

③两个变量均服从正态分布，且二元分布也服从正态分布；

④两个变量的观测值是成对的，每对观测值之间相互独立。

五、线性回归模型的适用条件

①线性：因变量 Y 与自变量 X 之间具有线性关系；

②独立性：每个观察值之间相互独立；

③正态性：在一定范围内，任意给定 X 值，其对应的随机变量 Y 均服从正态分布；

④等方差性：在一定范围内，不同的 X 值，其对应的随机变量 Y 的方差相等。

只有因变量和自变量适合上述条件，才可以应用简单线性回归，模型的结果才可靠。

在开始简单线性回归之前，一定要绘制散点图观察因变量和自变量之间的关系。1973 年，统计学家弗朗西斯·安斯库姆(Francis Anscombe)提出了四个数据集，使用它们分别拟合简单线性回归方程后，四个模型的相关系数和线性方程式几乎完全一致。

```
dat1 <- read.table("C:/dat1.csv", sep = ",", header = TRUE)
##     x     y
## 1  10   8.04
## 2   8   6.95
## 3  13   7.58
## 4   9   8.81
## 5  11   8.33
## 6  14   9.96
## 7   6   7.24
## 8   4   4.26
## 9  12  10.84
## 10  7   4.82
## 11  5   5.68
fit1 <- lm(y ~ x, dat1)
summary(fit1)
## Call:
## lm(formula = y ~ x, data = dat1)
##
## Residuals:
##      Min       1Q   Median       3Q      Max
## -1.92127 -0.45577 -0.04136  0.70941  1.83882
##
## Coefficients:
##              Estimate Std. Error t value Pr(>|t|)
## (Intercept)   3.0001     1.1247    2.667  0.02573 *
## x             0.5001     0.1179    4.241  0.00217 **
## ---
## Signif. codes:  0 '***' 0.001 '**' 0.01 '*' 0.05 '.' 0.1 ' ' 1
##
## Residual standard error: 1.237 on 9 degrees of freedom
## Multiple R-squared:  0.6665, Adjusted R-squared:  0.6295
## F-statistic: 17.99 on 1 and 9 DF,  p-value: 0.00217
dat2 <- read.table("C:/dat2.csv", sep = ",", header = TRUE)
##     x    y
## 1  10 9.14
## 2   8 8.14
## 3  13 8.74
## 4   9 8.77
```

```
## 5   11 9.26
## 6   14 8.10
## 7    6 6.13
## 8    4 3.10
## 9   12 9.13
## 10   7 7.26
## 11   5 4.74
fit2 <- lm(y ~ x, dat2)
summary(fit2)
## Call:
## lm(formula = y ~ x, data = dat2)
##
## Residuals:
##     Min      1Q  Median      3Q     Max
## -1.9009 -0.7609  0.1291  0.9491  1.2691
##
## Coefficients:
##             Estimate Std. Error t value Pr(>|t|)
## (Intercept)    3.001      1.125    2.667  0.02576 *
## x              0.500      0.118    4.239  0.00218 **
## ---
## Signif. codes:  0 '***' 0.001 '**' 0.01 '*' 0.05 '.' 0.1 ' ' 1
##
## Residual standard error: 1.237 on 9 degrees of freedom
## Multiple R-squared:  0.6662, Adjusted R-squared:  0.6292
## F-statistic: 17.97 on 1 and 9 DF,  p-value: 0.002179
dat3 <- read.table("C:/dat3.csv", sep = ",", header = TRUE)
##     x     y
## 1  10  7.46
## 2   8  6.77
## 3  13 12.74
## 4   9  7.11
## 5  11  7.81
## 6  14  8.84
## 7   6  6.08
## 8   4  5.39
## 9  12  8.15
## 10  7  6.42
```

```
## 11   5   5.73
fit3 <- lm(y ~ x, dat3)
summary(fit3)
## Call:
## lm(formula = y ~ x, data = dat3)
##
## Residuals:
##      Min      1Q  Median      3Q      Max
## -1.1586 -0.6146 -0.2303  0.1540   3.2411
##
## Coefficients:
##               Estimate Std. Error t value Pr(>|t|)
## (Intercept)    3.0025     1.1245    2.670  0.02562 *
## x              0.4997     0.1179    4.239  0.00218 **
## ---
## Signif. codes:  0 '***' 0.001 '**' 0.01 '*' 0.05 '.' 0.1 ' ' 1
##
## Residual standard error: 1.236 on 9 degrees of freedom
## Multiple R-squared:  0.6663, Adjusted R-squared:  0.6292
## F-statistic: 17.97 on 1 and 9 DF,  p-value: 0.002176
dat4 <- read.table("C:/dat4.csv", sep = ",", header = TRUE)
##      x    y
## 1    8  6.58
## 2    8  5.76
## 3    8  7.71
## 4    8  8.84
## 5    8  8.47
## 6    8  7.04
## 7    8  5.25
## 8   19 12.50
## 9    8  5.56
## 10   8  7.91
## 11   8  6.89
fit4 <- lm(y ~ x, dat4)
summary(fit4)
## Call:
## lm(formula = y ~ x, data = dat4)
##
```

```
## Residuals:
##    Min    1Q Median    3Q    Max
## -1.751 -0.831  0.000  0.809  1.839
##
## Coefficients:
##              Estimate Std. Error t value Pr(>|t|)
## (Intercept)   3.0017     1.1239   2.671  0.02559 *
## x             0.4999     0.1178   4.243  0.00216 **
## ---
## Signif. codes:  0 '***' 0.001 '**' 0.01 '*' 0.05 '.' 0.1 ' ' 1
##
## Residual standard error: 1.236 on 9 degrees of freedom
## Multiple R-squared:  0.6667, Adjusted R-squared:  0.6297
## F-statistic:    18 on 1 and 9 DF,  p-value: 0.002165
library(ggplot2)
library(cowplot)
library(ggpmisc)
library(gridExtra)
formula <- y ~ x
p1 <- ggplot(dat1, aes(x, y)) +
  geom_point() +
  stat_poly_line(formula = formula, se = F) +
  stat_poly_eq(use_label(c("eq", "R2")), formula = formula) +
  labs(tag = "A") +
  theme_bw()
p2 <- ggplot(dat2, aes(x, y)) +
  geom_point() +
  stat_poly_line(formula = formula, se = F) +
  stat_poly_eq(use_label(c("eq", "R2")), formula = formula) +
  labs(tag = "B") +
  theme_bw()
p3 <- ggplot(dat3, aes(x, y)) +
  geom_point() +
  stat_poly_line(formula = formula, se = F) +
  stat_poly_eq(use_label(c("eq", "R2")), formula = formula) +
  labs(tag = "C") +
  theme_bw()
p4 <- ggplot(dat4, aes(x, y)) +
```

```
geom_point() +
stat_poly_line(formula = formula, se = F) +
stat_poly_eq(use_label(c("eq", "R2")), formula = formula) +
labs(tag = "D") +
theme_bw()
p5 <- cowplot::plot_grid(p1, p2, p3, p4, nrow = 2,
                     labels = c('A', 'B', 'C', 'D'))
p5
```

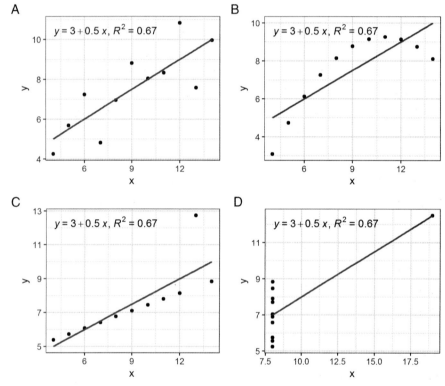

图 2-1 四种模型的散点图

模型 A 中的 X 和 Y 是两个正态分布的变量,其回归模型的"随机部分"基本来自随机误差,因此模型是适当的;模型 B 中的 X 和 Y 是非线性关系,用一般的线性回归做拟合是错误的,应加入 X 的二次项做多项式回归;模型 C 中的一个数据点为离群值,会影响回归模型的准确性,可以剔除该点,或者做稳健回归;模型 D 告诉我们,一个强影响点足以产生错误的、有误导性的结果。模型 B、C、D 的共性在于,残差不满足正态分布,或者存在异方差。

第二节 系数估计

建模的目的是使用样本数据获得系数估计 $\hat{\beta}_0$ 和 $\hat{\beta}$,使由此产生的回归直线尽可能地接近所有的样本数据点。测量接近程度的方法有很多,最常用的方法是残差平方和 (residual sum of Squares,RSS) 最小化准则,即最小二乘估计 (least squares coefficient estimate)。

图 2-2 中的斜线是回归线,其 $y-$ 截距为 b_0,斜率为 b_1,从数据点到回归线的竖线表示残差 e。

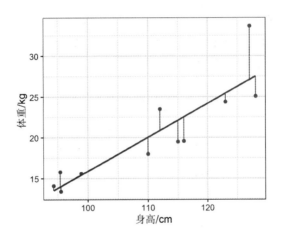

图 2-2 最小二乘法示意图

从图 2-2 可以看出,并不是所有的数据点都精确地落在回归线上,有些点在回归线的上方,有些点在回归线的下方。总体而言,残差 e 的平均值大约为零。

1. 系数估计

(1)高斯马尔科夫定理

在线性回归模型中,如果误差满足零均值、同方差且互不相关,则回归系数的最佳线性无偏估计(BLUE, Best Linear unbiased estimator)就是普通最小二乘法估计。

"最佳"的意思是指相较于其他估计量,普通最小二乘法的估计量有更小的方差。

(2)最小二乘法

利用样本数据建立估计的回归方程,使用最小二乘法。这种方法通过使因变量的观测值 y_i 与因变量的预测值 $\hat{y}_i$ 之间的离差平方和达到最小求得 b_0 和 b_1 的值。

$$E = \sum_{i=1}^{n} (y_i - \hat{y}_i)^2$$

普通最小二乘法(ordinary least squares,简称 OLS)是从最小二乘法原理出发的参数估计方法。

$$Q(b_0, b_1) = \sum_{i=1}^{n} [y_i - (b_0 + b_1 x_i)]^2$$

式中，y_i 为观测值，$(b_0 + b_1 x_i)$ 为拟合值。

根据罗必塔法则，当 Q 对 b_0 和 b_1 的一阶偏导数为 0 时，Q 达到最小值。

$$\frac{\partial Q}{\partial b_0} = -2 \sum_{i=1}^{n} [y_i - (b_0 + b_1 x_i)] = 0$$

$$\frac{\partial Q}{\partial b_1} = -2 \sum_{i=1}^{n} [y_i - (b_0 + b_1 x_i)] x_i = 0$$

$$b_1 = \frac{\sum (x_i - \bar{x})(y_i - \bar{y})}{\sum (x_i - \bar{x})^2}$$

$$b_0 = \bar{y} - b_1 \bar{x}$$

式中，x_i 为对于第 i 次观测自变量的观测值，y_i 为对于第 i 次观测因变量的观测值，$\bar{x}$ 为自变量的样本平均值，$\bar{y}$ 为因变量的样本平均值，n 为总观测次数。

（3）使用样本数据（学龄前儿童身高与体重）估计回归方程

表 2-1　学龄前儿童身高与体重

身高 /cm	体重 /Kg
95.4	15.8
116.0	19.6
128.0	25.1
110.0	18.0
123.0	24.4
112.0	23.5
94.3	14.1
95.5	13.4
98.9	15.6
127.0	33.7
115.0	19.5

表 2-2 估计回归方程的斜率和 y-截距计算

x_i	y_i	$x_i-\bar{x}$	$y_i-\bar{y}$	$(x_i-\bar{x})(y_i-\bar{y})$	$(x_i-\bar{x})^2$
95.4	15.8	−15.1	−4.4	67.0	226.9
116.0	19.6	5.5	−0.6	−3.6	30.7
128.0	25.1	17.5	4.9	85.1	307.5
110.0	18.0	−0.5	−2.2	1.0	0.2
123.0	24.4	12.5	4.2	52.1	157.2
112.0	23.5	1.5	3.3	5.0	2.4
94.3	14.1	−16.2	−6.1	99.3	261.3
95.5	13.4	−15.0	−6.8	102.4	223.9
98.9	15.6	−11.6	−4.6	53.7	133.7
127.0	33.7	16.5	13.5	222.5	273.5
115.0	19.5	4.5	−0.7	−3.4	20.6
1 215.1 $\sum x_i$	222.7 $\sum y_i$			681.2 $\sum(x_i-\bar{x})(y_i-\bar{y})$	1 637.7 $\sum(x_i-\bar{x})^2$

$$b_1=\frac{\sum(x_i-\bar{x})(y_i-\bar{y})}{\sum(x_i-\bar{x})^2}$$

$$=\frac{681.2}{1\ 637.7}$$

$$=0.415\ 96$$

$$\bar{y}=\frac{\sum y_i}{n}=\frac{222.7}{11}=20.2$$

$$\bar{x}=\frac{\sum x_i}{n}=\frac{1\ 215.1}{11}=110.5$$

$$b_0=\bar{y}-b_1\bar{x}$$

$$=20.2-0.415\ 96(110.5)$$

$$=-25.703\ 11$$

估计的回归方程为:

$$\hat{y}=-25.703\ 11+0.415\ 96x$$

(4)使用 R 计算估计回归方程的斜率和 $y-$ 截距

```
Height <- c(95.4, 116.0, 128.0, 110.0, 123.0, 112.0, 94.3, 95.5,
          98.9, 127.0, 115.0)
Weight <- c(15.8, 19.6, 25.1, 18.0, 24.4, 23.5, 14.1, 13.4, 15.6,
          33.7, 19.5)
df1 <- data.frame(Height, Weight)
```

```
mod1 <- lm(Weight ~ Height, data = df1)
coef(mod1)
## (Intercept)        Height
##  -25.703106      0.415961
```

　　lm(formula = Weight ~ Height, data = df1)

　　其中,formula 指要拟合的模型形式,data 是一个数据框, 包含了用于拟合模型的数据。对于简单线性回归,formula 为 $y \sim x$, $\sim$ 左边为响应变量,右边为预测变量。

　　若表达式为 $y \sim x - 1$,则表示删除截距项,强制直线通过原点。

　　(5)系数估计值的置信区间

　　95%置信区间被定义为一个取值范围:该范围有 95% 的概率会包含未知参数的真实值。此范围是根据从样本数据计算出的上下限来定义的。

　　对于简单线性回归模型, β_1 的 95% 置信区间为

$$\hat{\beta}_1 \pm t_{\alpha/2} SE(\hat{\beta}_1)$$

　　β_0 的 95% 置信区间为

$$\hat{\beta}_0 \pm t_{\alpha/2} SE(\hat{\beta}_0)$$

　　残差标准误(residual standard error,RSE)为

$$SE(\hat{\beta}_0)^2 = \sigma^2 \left[\frac{1}{n} + \frac{\bar{x}^2}{\sum_{i=1}^{n} (x_i - \bar{x})^2} \right]$$

$$SE(\hat{\beta}_1)^2 = \frac{\sigma^2}{\sum_{i=1}^{n} (x_i - \bar{x})^2}$$

　　要使这些公式严格成立, 需要假设每个观测值的误差项 ε_i 独立, 并具有相等的方差 σ^2。对 σ^2 的估计称为残差标准误:

$$RSE = \sqrt{\frac{RSS}{n-2}}$$

式中,RSS 为残差平方和(residual sum of Squares,RSS) ,$RSS = e_1^2 + e_2^2 + \cdots + e_n^2$。$e_i = y_i - \hat{y}_i$ 代表第 i 个残差。即第 i 个观测到的响应值和第 i 个用线性模型预测出的响应值之间的差距。

　　(6)使用 R 计算系数估计值的置信区间

```
confint(mod1)# 默认 level=0.95
##                   2.5 %      97.5 %
## (Intercept) -44.3467669  -7.0594459
## Height        0.2482049   0.5837171
confint(mod1, level = 0.99)#level=0.99
##                   0.5 %      99.5 %
## (Intercept) -52.486758  1.0805457
## Height        0.174961  0.6569609
```

第三节　系数与模型的假设检验

1. t 检验

t 检验用来检验回归系数的显著性。简单线性回归模型 $y = \beta_0 + \beta_1 x + \varepsilon$，如果 x 和 y 线性相关，一定有 $\beta_1 \neq 0$，t 检验的目的就是看是否可以得出结论 $\beta_1 \neq 0$。

假设，

$H_0 : \beta_1 = 0$

$H_a : \beta_1 \neq 0$

计算 t 统计量：

$$t = \frac{\hat{\beta_1} - 0}{SE(\hat{\beta_1})}$$

如果 H_0 被拒绝，我们将得出 $\beta_1 \neq 0$ 和两个变量之间存在统计上显著相关的结论；如果不能拒绝 H_0，我们将没有足够的证据得出两个变量之间存在统计上显著相关的证据。

p 值用于说明回归系数的显著性，如果 $p \leqslant \alpha$，拒绝斜率和截距为 0 的零假设 H_0。其中，α 为显著性水平，一般为 0.05。

```
Height <- c(95.4, 116.0, 128.0, 110.0, 123.0, 112.0, 94.3, 95.5,
            98.9, 127.0, 115.0)
Weight <- c(15.8, 19.6, 25.1, 18.0, 24.4, 23.5, 14.1, 13.4, 15.6,
            33.7, 19.5)
df1 <- data.frame(Height, Weight)
mod1 <- lm(Weight ~ Height, data = df1)
```

```
summary(mod1)$coefficients
##              Estimate  Std. Error   t value     Pr(>|t|)
## (Intercept) -25.703106 8.24154077 -3.118726 0.0123439541
## Height        0.415961 0.07415758  5.609149 0.0003303823
```

Estimate，系数估计（第一行是截距，第二行是斜率）。

Std.Error，回归系数标准误差（第一行是斜率的标准误差，第二行是截距的标准误差）。

t value，t 值。

Pr($>|t|$)，p 值，用于说明回归系数的显著性，从理论上说，如果一个变量的系数是 0，那么该变量是无意义的，它对模型毫无贡献。然而，这里显示的系数只是估计，它们不会正好为 0。t 检验的目的，就是从统计的角度判定系数为 0 的可能性有多大。

可以通过 p 值与预设的 0.05 进行比较，来判定对应的解释变量的显著性，检验的原假设是：该系数为 0。若 $p < 0.05$，则拒绝原假设。

一般来说, $p < 0.05$, 表示 5%显著性水平; $p < 0.01$, 表示 1%显著性水平; $p < 0.001$,表示 0.1%显著性水平。

2. F 检验

F 检验用来检验回归方程线性关系的显著性。

在仅有一个自变量的情况下,F 检验将得出与 t 检验同样的结论,如果 t 检验表明变量之间存在一个显著的关系,F 检验结果也表明变量之间存在一个显著的关系。

如果 $p \leqslant \alpha$,拒绝 x 和 y 没有相关关系的零假设 H_0,α 为显著性水平,一般为 0.05。

```
F <- round(summary(mod1)$fstatistic[[1]], 2)
df1 <- summary(mod1)$fstatistic[[2]]
df2 <- summary(mod1)$fstatistic[[3]]
p <-round(pf(
      summary(mod1)$fstatistic[1L],
      summary(mod1)$fstatistic[2L],
      summary(mod1)$fstatistic[3L],
      lower.tail = F), 7
)
resualt <- data.frame(F, df1, df2, p)
resualt
##                    F df1 df2           p
## value         31.46   1   9 0.0003304
```

$p < 0.05$,可以认为回归方程在 0.05 的水平上通过了显著性检验。

在一元线性回归中,因为只有一个自变量,t 检验结果显著,F 检验结果就显著。

第四节　模型准确性评价

对系数进行假设检验, 一旦拒绝零假设, 就会很自然地想要量化模型拟合数据的程度。判断线性回归的拟合度通常使用两个相关的量:残差标准误 (residual standard error, RSE) 和判定系数 R^2。

判定系数 R^2 是估计回归方程拟合优度的度量, 它测量的是 Y 的变异中能被 X 解释的部分所占比例,它的值在 0 和 1 之间,与 Y 的量级无关。

$$R^2 = 1 - \frac{RSS}{TSS}$$

式中,$TSS = \sum (y_i - \bar{y})^2, RSS = e_1^2 + e_2^2 + \cdots + e_n^2$

R^2 最大值为 1,最小值为 0。R^2 统计量接近 1 说明回归可以解释响应变量的大部分变异。R^2 统计量接近 0,说明回归没有解释太多响应变量的变异,这可能因为线性模型是错误的,也可能因为固有误差项 σ^2 较大,抑或两者兼有。在简单线性回归模型中,

$R^2 = r^2$。

若所有观测值都落在回归直线上,则 $R^2 = 1$,拟合是完全的,模型具有完全解释能力。

判定系数乘以 100,等于能被估计的回归方程解释的因变量变异性的百分数(如 $R^2 = 0.226$,表示变量 Y 的变异性中有 22.6% 是由 X 引起的,能被估计的回归方程所解释)。

1. 与判定系数有关的术语和计算公式

①误差平方和 $SSE = \sum (y_i - \hat{y_i})^2$;

②总平方和(总变差) $SST = \sum (y_i - \bar{y})^2$;

③回归平方和 $SSR = \sum (\hat{y_i} - \bar{y})^2$ 与 $SST = SSR + SSE$。

2. R 计算简单回归模型的判定系数 R^2

```
Height <- c(95.4, 116.0, 128.0, 110.0, 123.0, 112.0, 94.3, 95.5,
            98.9, 127.0, 115.0)
Weight <- c(15.8, 19.6, 25.1, 18.0, 24.4, 23.5, 14.1, 13.4, 15.6,
            33.7, 19.5)
df1 <- data.frame(Height, Weight)
mod1 <- lm(Weight ~ Height, data = df1)
summary(mod1)$r.squared
## [1] 0.7775721
```

第五节 模型的残差

一、残差、标准化残差与学生化残差

1. 残差(residual)

残差 e_i 是因变量的观测值 y_i 与根据估计的回归方程求出的预测值 $\hat{y_i}$ 之差,是随机误差项 ε_i 的估计值。残差反映了用估计的回归方程去预测 y_i 而引起的误差。

$$e_i = y_i - \hat{y_i}$$

第 i 次观测的残差是因变量的观测值 y_i 与它的预测值 $\hat{y_i}$ 之差 $y_i - \hat{y_i}$,换言之,第 i 次观测的残差是利用估计的回归方程去预测因变量的值 $\hat{y_i}$ 产生的误差。

R 利用 residuals( )函数调用回归模型的残差,括号内为回归模型的名称。

2. 预测变量 - 残差图

用横轴表示预测变量,纵轴表示对应残差,每个预测变量的值与对应的残差用图上的一个点来表示,这种图形适用于简单线性回归。

如果对所有的 x, ε 的方差都是相同的,残差与拟合值相关性不显著,残差图所有的散点都应随机分布在直线 y=0 两侧,呈水平带状,说明描述变量 x 和 y 之间关系的回归模型没有异方差性。

如果对所有的 x,ε 的方差不同,误差项的方差随 x 值的增加而增加,违背了 ε 的方差相等的假设,说明误差项方差非恒定或存在异方差性。

```
Height <- c(95.4, 116.0, 128.0, 110.0, 123.0, 112.0, 94.3, 95.5,
        98.9, 127.0, 115.0)
Weight <- c(15.8, 19.6, 25.1, 18.0, 24.4, 23.5, 14.1, 13.4, 15.6,
        33.7, 19.5)
df1 <- data.frame(Height, Weight)
mod1 <- lm(Weight ~ Height, data = df1)
residuals <- residuals(mod1)
library(ggplot2)
ggplot(df1, aes(x = Height, y = residuals)) +
  geom_point(color = "grey50", size = 1.6) +
  labs(x = " 身高(cm)", y = " 残差 ") +
  theme_bw()
```

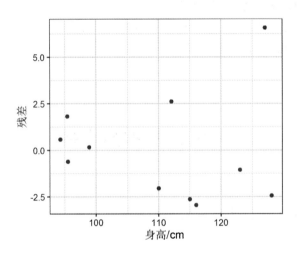

图 2-3 预测变量–残差图

3. 标准化残差(standardized residuals)

标准化残差又叫内学生化残差,是残差的标准化形式。

一个随机变量,减去它的平均值,再除以它的标准差就得到了一个标准化的随机变量。由于残差的平均值为 0,每个残差只要除以它的标准差,就得到了标准化残差。

残差平方和:$SSE=\sum(y_i-\hat{y_i})^2$;均方误差:$MSE=\dfrac{SSE}{n}$;估计的标准误差:$s=\sqrt{MSE}$。

估计的标准误差是随机误差项 ε 的标准差 σ 的估计。

第 i 次观测的杠杆率:$h_i=\dfrac{1}{n}+\dfrac{(x_i-\bar{x})^2}{\sum(x_i-\bar{x})^2}$;第 i 个残差的标准差:$s_{y_i-\hat{y_i}}=s\sqrt{1-h_i}$;第 i 次

观测的标准化残差 $ZRE_i = \dfrac{y_i - \hat{y}_i}{s_{y_i - \hat{y}_i}}$。

如果误差项服从正态分布的这一假定成立，则标准化残差也服从正态分布。大约有95%的标准化残差为 $-2 \sim 2$，标准化残差的绝对值大于 3，就是离群值。

R 利用 rstandard( )函数调用回归模型的标准化残差，括号内为回归模型的名称。

4. 预测变量 – 标准化残差图

```
rstandard <- rstandard(mod1)
library(ggplot2)
ggplot(df1, aes(x = Height, y = rstandard)) +
  geom_point(color = "grey50", size = 1.6) +
  labs(x = " 身高(cm)", y = " 标准化残差 ") +
  theme_bw()
```

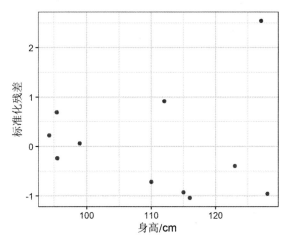

图 2–4 预测变量 - 标准化残差图

5. 学生化残差

学生化残差又叫 T 化残差或外学生化残差。由于普通残差(residual)标准化后并不服从标准正态分布而是服从 T 分布，故 T 化残差是删除第 i 个样本数据后由余下的数据计算的残差。

学生化残差 $SRE_i = \dfrac{e_i}{\hat{\delta}\sqrt{1 - h_{ii}}}$，$h_{ii}$ 为杠杆值。

R 利用 rstudent( )函数调用回归模型的学生化残差，括号内为回归模型的名称。

6. 残差正态概率图

用横轴表示正态分位数，纵轴表示对应的残差，制作一张散点图。如果残差近似服从正态分布，图上的散点应该密集围绕在通过坐标轴原点的 45°直线附近。如果这些散点相对于 45°直线有较大弯曲，说明残差不服从正态分布。

```
library(car)
## 载入需要的程辑包:carData
par(
```

```
  mai = c(0.45, 0.7, 0.1, 0.2),
  cex = 0.86,
  mgp = c(1.2, 0.36, 0),
  tck = -0.016
)
qqPlot(
  residuals,
  col = "grey60",
  col.lines = "red",
  pch = 16,
  ylab = " 残差 ",
  envelope = list(style = "lines", level = 0.90)
)
```

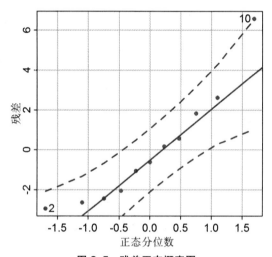

图 2-5　残差正态概率图

第六节　异方差

方差齐性又称同方差性和方差一致性,是指最小二乘法的残差服从均值为 0、方差为 σ^2 的正态分布。

方差齐性是经典线性回归的重要假定之一,是回归分析 t 检验和 F 检验的前提假设。只有在方差齐性的前提下计算出来的统计量才服从 t 分布,而 t 检验正是以 t 分布作为理论依据的检验方法。

1. 异方差的后果

①数据存在异方差的情况下如果仍采用 OLS 估计模型参数,OLS 估计量仍具有线

性和无偏性,但不再具有最小方差性。因为最小方差性的证明过程利用了同方差假定。

②变量的显著性检验失去意义。t 统计量是建立在正确估计了参数标准差的基础之上,如果出现异方差,估计的参数标准差出现偏大或偏小,t 检验失去意义。

③模型的预测失效。

2. 异方差的检验

异方差的检验使用 car 包中的 ncvTest() 函数。若 $p < 0.05$,则拒绝残差的方差是恒定的零假设。

R 异方差检验算法如下。

```
Height <- c(95.4, 116.0, 128.0, 110.0, 123.0, 112.0, 94.3, 95.5,
            98.9, 127.0, 115.0)
Weight <- c(15.8, 19.6, 25.1, 18.0, 24.4, 23.5, 14.1, 13.4, 15.6,
            33.7, 19.5)
df1 <- data.frame(Height, Weight)
mod1 <- lm(Weight ~ Height, data = df1)
library(car)
ncvTest(mod1)
## Non-constant Variance Score Test
## Variance formula: ~ fitted.values
## Chisquare = 4.161143, Df = 1, p = 0.041361
```

在给定显著性水平 0.05 的情况下,$p < 0.05$,拒绝残差的方差是恒定的零假设。

3. 异方差的消除

在应用 OLS 方法之前要对模型的异方差性进行检验,如果存在异方差,对因变量进行最佳幂变换,降低其变化程度,有助于消除异方差。

```
library(NHANES)
NHANESsub <- na.omit(subset(NHANES, Age < 8)[, c(3, 17, 20)])
set.seed(16)
dat <-
  NHANESsub[sample(nrow(NHANESsub), round(nrow(NHANESsub)*1/10)),]
attach(dat)
mod = lm(Weight ~ Height, data = dat)
library(car)
ncvTest(mod)
## Non-constant Variance Score Test
## Variance formula: ~ fitted.values
## Chisquare = 57.29477, Df = 1, p = 3.7515e-14
```

在给定显著性水平 0.05 的情况下,$p < 0.05$,拒绝残差的方差是恒定的零假设。

```
library(lindia)
gg_boxcox(mod)#求最佳 Lambda 值,对因变量进行最佳幂变换
```

```
dat$boxWeight <- ((dat$Weight) ^ (-0.747) - 1) / (-0.747)
mod2 = lm(boxWeight ~ Height, data = dat)
ncvTest(mod2)
## Non-constant Variance Score Test
## Variance formula: ~ fitted.values
## Chisquare = 0.2832436, Df = 1, p = 0.59458
```

在给定显著性水平 0.05 的情况下, $p > 0.05$, 不能拒绝残差的方差是恒定的零假设。

4. 异方差 - 稳健标准误

White(1980) 提出了异方差稳健标准误 (Heteroskedasticity-Robust Standard Error)。

在 OLS 回归分析中,单个系数的显著性主要看 t 统计量与临界值之间的关系, t 统计量的计算公式等于系数值除以其标准误。

当干扰项满足高斯马尔科夫假定的时候,OLS 估计的标准误是无偏的,异方差会导致 OLS 估计的标准误不能很好地反应估计系数的真实变异性,是有偏的。直接影响着系数的显著性和置信区间,最终会影响假设检验的结论。

对此,可以使用 OLS+ 异方差稳健标准误。利用异方差稳健标准误对回归系数进行 t 检验和 F 检验都是渐近有效的。

从标准误数值大小上来说,通常情况下都是异方差稳健标准误 > 普通标准误,所以异方差稳健标准误会使原本显著的估计系数变得不再显著。

(1)普通标准误

```
summary(fit)$coefficients
##                  Estimate Std. Error  t value      Pr(>|t|)
## (Intercept) -28.6170843  3.2361652 -8.84290  2.410961e-12
## BMXHT          0.4522708  0.0295752 15.29223  5.180466e-22
```

(2)异方差稳健标准误

```
library(lmtest)
library(sandwich)
fit$robse <- vcovHC(fit, type = "HC1")
coeftest(fit, fit$robse)
##
## t test of coefficients:
##
##                  Estimate Std. Error t value  Pr(>|t|)
## (Intercept) -28.617084    3.498248 -8.1804 3.055e-11 ***
## BMXHT          0.452271    0.035072 12.8956 < 2.2e-16 ***
## ---
## Signif. codes:  0 '***' 0.001 '**' 0.01 '*' 0.05 '.' 0.1 ' ' 1
```

第七节 异常观测值

在回归分析的应用中,数据时常包括一些异常观测值。异常观测值的存在对于回归直线方程的拟合、判定系数 R^2 及显著性检验的结果都有很大的影响。

1. 离群点

离群点是 Y 空间上的异常点,该观测值学生化残差的绝对值通常大于或等于 3。

(1)$y \sim x$ 散点图(标注离群点)

```
x <- c(95.4, 109.9, 94.3, 95.5, 98.9, 114.7, 116, 105.8, 99.6,
    102.9,108.7, 110.6, 96, 114.4, 108.4)
y <- c(15.8, 18, 14.1, 13.4, 15.6, 19.5, 18, 16.3, 17.7, 23,
    20.8, 17.3, 12.5, 22, 19.5)
plot(x, y)#绘制散点图
points(x[10], y[10], col = 2, pch = 16) #标注异常点
```

图 2-6 中的实心圆点为离群点。

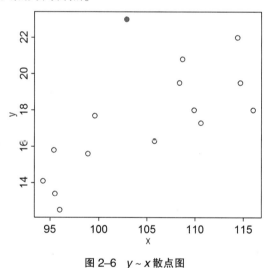

图 2-6　$y \sim x$ 散点图

(2)离群点检验

学生化残差 $\sim x$ 散点图是指以学生化残差为纵坐标, 以自变量 x 为横坐标的散点图, 用于离群点的检验。

```
dat <- data.frame(x, y)
mod <- lm(y ~ x, data = dat)
rstudent <- rstudent(mod) #调用回归模型学生化残差
plot(x,
    rstudent,
```

```
    xlab = "x",
    ylab = "Studentized Residual",
    ylim = c(-4, 4))
abline(h = 3, col = "red", lty = 1)
abline(h = 2, col = "red", lty = 2)
abline(h = -2, col = "red", lty = 2)
abline(h = -3, col = "red", lty = 1)
```

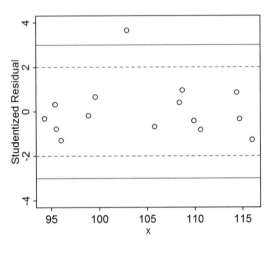

图 2-7　学生化残差~x 散点图

图 2-7 中虚线(rstudent=±2),实线(rstudent=±3)。如果一个观测的学生化残差绝对值≥3,即可判定为离群点。

```
rstudent[which(abs(rstudent) > 3)]
##        10
## 3.652302
```

结果显示第 10 个观测的学生化残差为 3.652 302,是离群点。

car 包里的 outlierTest()函数也可以对离群点进行假设检验,outlierTest()函数是对残差绝对值最大的观测进行显著性检验来判断是否是离群点,若 $p>0.05$,则说明数据集中没有离群点,若 $p<0.05$,说明数据集中有离群点,必须删除该离群点,然后再检验是否还有其他离群点存在。

```
library(car)
outlierTest(mod)
##     rstudent unadjusted p-value Bonferroni p
## 10 3.652302           0.0033126     0.049688
```

结果显示,第 10 个观测的学生化残差为 3.652 302,属于离群点。

(3)模型比较

```
library(ggpmisc);library(gridExtra)
formula <- y ~ x
```

```
p1 <- ggplot(dat, aes(x, y)) +
  geom_point() +
  stat_poly_line(formula = formula, se = F) +
  stat_poly_eq(use_label(c("eq", "R2")),
               formula = formula) +
  labs(tag = "A") +
  ylim(12, 30) +
  theme_bw()
dat2 <- dat[-10, ]
p2 <- ggplot(dat2, aes(x, y)) +
  geom_point() +
  stat_poly_line(formula = formula, se = F) +
  stat_poly_eq(use_label(c("eq", "R2")),
               formula = formula) +
  labs(tag = "B") +
  ylim(12, 26) +
  theme_bw()
```

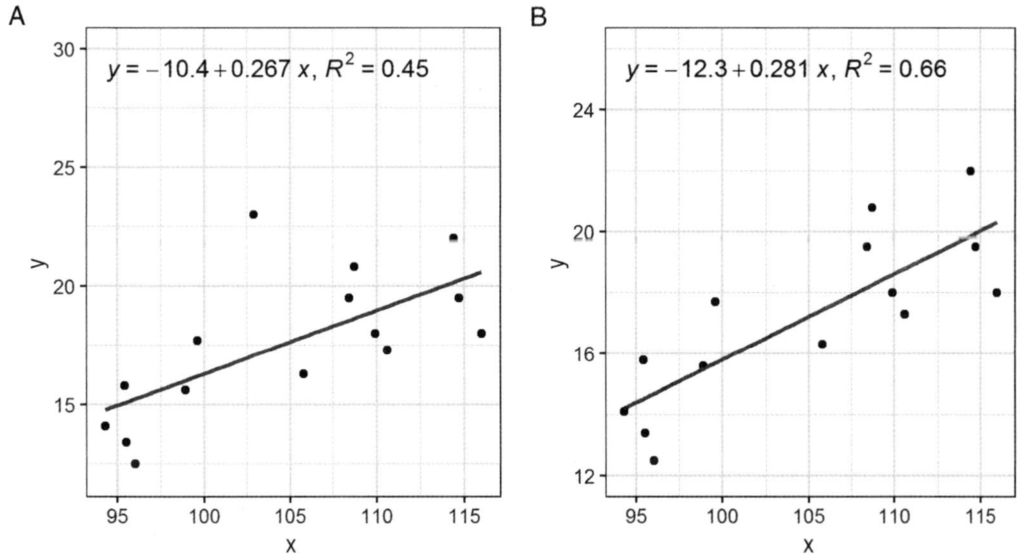

A

$y = -10.4 + 0.267\,x,\ R^2 = 0.45$

B

$y = -12.3 + 0.281\,x,\ R^2 = 0.66$

图 2-8　拟合效果对比图

　　图 2-8 A 为包含离群点的数据拟合的简单线性回归线,图 2-8 B 为删除离群点的数据拟合的简单线性回归线。由此可见,删除离群点的数据,其简单线性回归方程的斜率与包含离群点的数据变化不大,但判定系数 R^2 明显增大。

　　2. 高杠杆值点

　　杠杆值度量了第 i 个观测值与 X 空间中心的距离,高杠杆点是 X 空间上的异常点。

（1）$y \sim x$ 散点图（标注高杠杆值点）

```
x <- c(95.4, 116.3, 128.4, 109.9, 94.3, 95.5, 98.9, 114.7, 116,
      105.8, 99.6, 102.9, 108.7, 110.6, 114.4, 108.4)
y <- c(15.8, 19.6, 25.1, 18, 14.1, 13.4, 15.6, 19.5, 21.9, 16.3,
      17.7, 18.3, 20.8, 17.3, 22, 19.5)
plot(x, y)
points(x[3], y[3], col = 2, pch = 16)
```

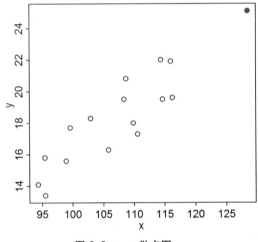

图 2-9 $y \sim x$ 散点图

图 2-9 中的实心圆点为高杠杆值点。

（2）杠杆值图

判断高杠杆值点的方法，是计算点的帽子统计量（杠杆值），若该点的帽子统计量大于帽子统计量均值的 2 或 3 倍，通常被认为是高杠杆值点。

高杠杆点应该进一步检查是否为强影响点。如果一个观测既是离群点，又是高杠杆点，这是一个特别危险的组合。

对于只有一个自变量的简单线性回归模型，用 h_i 表示第 i 次观测的杠杆值。

第 i 个观测的平均杠杆值：$h_i = \dfrac{1}{n} + \dfrac{\left(x_i - \bar{x}\right)^2}{\sum\left(x_i - \bar{x}\right)^2}$

所有观测的平均杠杆值：$\bar{h} = (p+1)/n$。其中，p 为自变量个数，n 为样本数量。R 中杠杆值可以使用 hatvalues( )函数计算。

```
p <- length(coefficients(mod)) - 1
n <- length(fitted(mod))
plot(hatvalues(mod) , ylim = c(0, (3 * (p + 1) / n) * 1.1))
abline(h = 2 * (p + 1) / n,
      col = "red",
      lty = 2)
abline(h = 3 * (p + 1) / n,
```

```
    col = "red",
    lty = 1)
```

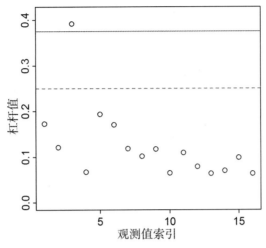

图 2-10　杠杆值图

杠杆值图是指以杠杆值为纵坐标,以观测值的索引为横坐标的散点图。图 2-10 中的实线为 3 倍平均杠杆值,虚线为 2 倍平均杠杆值。有一个观测的杠杆值超过 3 倍平均杠杆值,为高杠杆值点。

```
hatval <- hatvalues(mod)
hatval[which(hatval > 3 * (p + 1) / n)]
##           3
## 0.3916587
```

结果显示,第 3 个观测的杠杆值大于 3 倍平均杠杆值,是高杠杆点。

(3)模型比较

数据 dat 为包含高杠杆值点的数据,dat2 为删除高杠杆值点的数据,分别利用数据 dat 和 dat2 绘制散点图,并添加简单线性回归线、回归方程和判定系数 R^2。

```
library(ggpmisc)
library(ggplot2)
library(gridExtra)
formula <- y ~ x
p1 <- ggplot(dat, aes(x, y)) +
  geom_point() +
  stat_poly_line(formula = formula, se = F) +
  stat_poly_eq(use_label(c("eq", "R2")),
              formula = formula) +
  labs(tag = "A") +
  ylim(12, 30) +
  theme_bw()
```

```
dat2 <- dat[-3, ]
p2 <- ggplot(dat2, aes(x, y)) +
  geom_point() +
  stat_poly_line(formula = formula, se = F) +
  stat_poly_eq(use_label(c("eq", "R2")),
                  formula = formula) +
  labs(tag = "B") +
  ylim(12, 26) +
  theme_bw()
grid.arrange(p1, p2, ncol = 2)
```

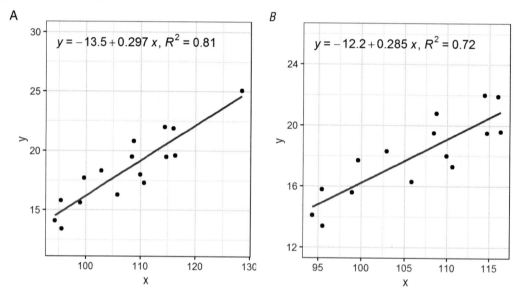

图 2-11　拟合效果对比图

　　图 2-11A 为包含高杠杆值点的数据拟合的简单线性回归线,图 2-11 B 为删除高杠杆值点的数据拟合的简单线性回归线,由此可见,删除高杠杆值点的数据,其简单线性回归方程的斜率与包含高杠杆值点的数据变化不大,判定系数 R^2 反而减小。

　　3. 强影响点

　　强影响点是由于大的残差和高杠杆值的交互作用而产生的。强影响点的诊断指标主要有库克距离,它综合反映了杠杆值和残差大小。强影响点的库克距离值大于1,表明所对应的观测点的自变量和因变量均为异常值,相对于离群点和高杠杆值点,强影响点对回归模型有较大影响。

　　(1)$y \sim x$ 散点图(标注强影响点)

```
x <- c(95.4, 116.3, 109.9, 123, 112.4, 94.3, 95.5, 98.9, 126.7,
      114.7, 116, 105.8, 99.6, 102.9, 108.7, 110.6, 114.4, 108.4)
y <- c(15.8, 19.6, 18, 24.4, 23.5, 14.1, 13.4, 15.6, 33.7, 19.5,
      21.9, 16.3, 17.7, 18.3, 20.8, 17.3, 22, 19.5)
```

```
plot(x, y)
points(x[9], y[9], col = 2, pch = 16)
```

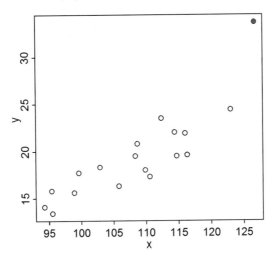

图2-12 y~x散点图

图 2-12 中的实心圆点为强影响点。

(2)库克距离图

```
plot(mod, which = 4)
abline(h = 0.5, col = "red", lty = 2)
abline(h = 1, col = "red", lty = 1)
```

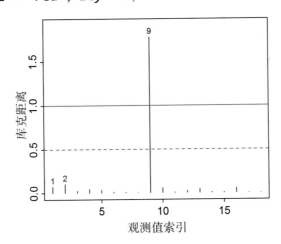

图2-13 库克距离图

库克距离图以库克距离为纵坐标,以观测值的索引为横坐标。图 2-13 中表示库克距离的虚线(库克距离 =0.5)和实线(库克距离 =1.0),第 9 个观测的库克距离大于 1.0,是强影响点。

(3)残差与帽值"气泡"图

influencePlot {car}函数创建了一个研究残差与帽值的"气泡"图,圆的面积表示与库克距离值成比例的观测值。在学生化残差比例上，以平均帽子值的 2 倍和 3 倍绘制垂直参考线，以 -2、0 和 2 绘制水平参考线。如果有异常点，则返回一个数据帧，其中包含已识别异常点的帽子值、学生化残差和库克距离。如果未识别任何异常点，则不返回任何内容。

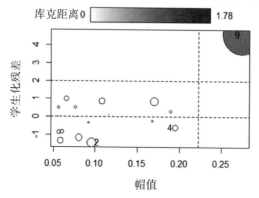

图 2-14　残差与帽值"气泡"图

```
mod <- lm(y ~ x)
influencePlot(mod)
##        StudRes       Hat        CookD
## 2 -1.4435647 0.0956743 0.10323962
## 4 -0.5907566 0.1946556 0.04396556
## 9  4.6117172 0.2748729 1.77832150
```

（4）模型比较

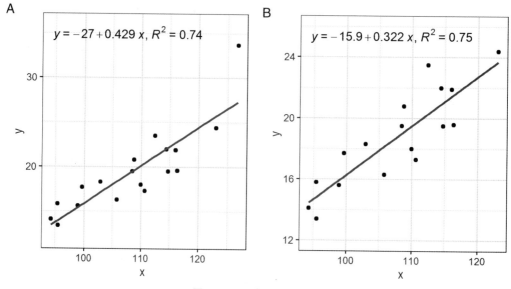

图 2-15　拟合效果对比图

图 2-15 A 为包含强影响点的数据拟合的简单线性回归线，图 2-15 B 为删除强影响点的数据拟合的简单线性回归线，由此可见，删除强影响点的数据，其简单线性回归方程的斜率与包含高杠杆值点的数据斜率变小，判定系数 R^2 变化不大。

解决异常观测值的措施包括：

①纠正错误数据；

②删除异常观测值；(对于异常观测值一个最简单粗暴又高效的方法就是直接删除，不过有两点要注意。一是当样本数量大的时候可以这么做，若样本数量较小则应慎重；二是根据数据的意义判断，若明显错误就可以直接删除，否则需判断。)

③降低异常点的权重，使用稳健回归；

④数据变换；

⑤考虑不同的模型；

⑥重新设计实验或抽样；

⑦收集更多的数据。

第八节　用估计的回归方程进行预测

①预测值用 $\hat{y}$ 表示，它是 $E(y)$ 的一个点估计。

②在一般情形下，在自变量 x 取值范围以外进行预测应十分小心谨慎！除非我们有理由相信，超出 x 取值范围，模型仍是适宜的。

③在 $x_i = \bar{x}$ 时，置信区间和预测区间的宽度最小，得到 y 的估计量最精确。

④计算 y 的置信区间和预测区间时，要设置置信水平。

置信区间是对于一个给定的 x,y 的平均值的区间估计；预测区间是对于一个给定的 x,y 的单个值的区间估计。

置信区间是对平均响应值的不确定性量化。预测区间是对单个响应值的不确定性进行量化。置信区间和预测区间有相同的中心点，但后者要宽得多。

预测值的置信区间：

```
predict(fit,data.frame(Girth=(c(8.6,11.2,12))),interval="confidence")
```

预测值的预测区间：

```
predict(fit,data.frame(Girth =(c(8.6,11.2,12))),interval="prediction")
```

R绘制置信区间与预测区间：

```
Height <- c(95.4,116.0, 128.0, 110.0, 123.0, 112.0, 94.3, 95.5,98.9,
            127.0,115.0)
Weight <- c(15.8, 19.6, 25.1, 18.0, 24.4, 23.5, 14.1, 13.4, 15.6, 33.7,
            19.5)
df <- data.frame(Height, Weight)
plot(
  Weight ~ Height,
  col = "#7F7F7FFF",
  xlab = "Height(cm)",
```

```
    ylab = "Weight(kg)",
    ylim = c(5, 50),
    data = df)
fit <- lm(Weight ~ Height, data = df)
newx <- seq(min(df$Height), max(df$Height), length = 300)
pred <- predict(
    fit,
    newdata = data.frame(Height = newx),
    interval = c("confidence"),
    level = 0.95)
lines(newx, pred[, 1], lwd = 1.6, col = '#008B45FF')
lines(newx, pred[, 2], col = "#008B45FF", lty = 2)
lines(newx, pred[, 3], col = "#008B45FF", lty = 2)
prep <- predict(
    fit,
    newdata = data.frame(Height = newx),
    interval = c("prediction"),
    level = 0.95)
lines(newx, prep[, 2], col = "#AD002AFF")
lines(newx, prep[, 3], col = "#AD002AFF")
legend(
    "topleft",
    c("Rerression", "95%CI", "95%PI"),
    lty = c(1, 2, 1),
    col = c("#008B45FF", "#008B45FF", "#AD002AFF"))
```

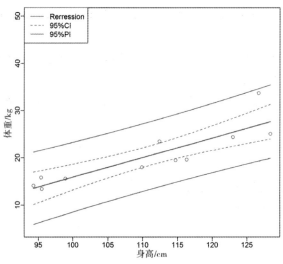

图 2-16　置信区间与预测区间示意图

第九节 子集回归

　　子集回归就是取某个因子水平对应的自变量与因变量子集进行回归。

　　1~7 岁儿童(包括男孩和女孩)体重 ~ 身高简单线性回归模型算法如下。

```
library(foreign)
DEMO_J <- read.xport("E://DEMO_J.XPT")#读取人口统计变量数据文件
DEMO <- DEMO_J[, c("SEQN", "RIAGENDR", "RIDAGEYR")]
# 将变量 RIAGENDR 设置成分类变量,并为每个因子添加标签
DEMO <- within(DEMO, {
  RIAGENDR <- factor(RIAGENDR, labels = c("Male", "Fmale"))
})
BMX_J <- read.xport("E://BMX_J.XPT")
BMX <- BMX_J[, c("SEQN", "BMXWT", "BMXHT")]
DB <- merge(DEMO, BMX)
Db <- subset(DB, RIDAGEYR < 8) #选取 0~7 岁儿童数据子集
Db <- na.omit(Db)# 删除缺失值
set.seed(2)# 设置随机抽样种子
sub <- sample(nrow(Db), 100)# 无放回随机抽取 100 个行序号
DBsub <- Db[sub, ]
fit <- lm(BMXWT ~ BMXHT, data = DBsub)
summary(fit)
##
## Call:
## lm(formula = BMXWT ~ BMXHT, data = DBsub)
##
## Residuals:
##     Min      1Q  Median      3Q     Max
## -5.6123 -1.6853 -0.1859  1.2356 14.2087
##
## Coefficients:
##              Estimate Std. Error t value Pr(>|t|)
## (Intercept) -23.36920    2.39914  -9.741 4.42e-16 ***
## BMXHT         0.39917    0.02171  18.387  < 2e-16 ***
## ---
## Signif. codes:  0 '***' 0.001 '**' 0.01 '*' 0.05 '.' 0.1 ' ' 1
```

```
##
## Residual standard error: 3.065 on 98 degrees of freedom
## Multiple R-squared:  0.7753, Adjusted R-squared:  0.773
## F-statistic: 338.1 on 1 and 98 DF,  p-value: < 2.2e-16
```

(1)Call

lm(formula = BMXWT ~ BMXHT, data = train_DB)

其中,formula 指要拟合的模型形式,data 是一个数据框,包含了用于拟合模型的数据。对于简单线性回归,formula 为 $y \sim x$,~ 左边为响应变量,右边为预测变量。

若表达式为 $y \sim x - 1$,表示删除截距项,强制直线通过原点。

(2)Residuals,残差统计量

(3)Coefficients

Estimate,为系数估计(第一行是截距,第二行是斜率)。

Std.Error,为回归系数标准误差(第一行是斜率的标准误差,第二行是截距的标准误差)。

t value,为 t 值。

Pr(>|t|),p 值,用于说明回归系数的显著性,从理论上说,如果一个变量的系数是 0,那么该变量是无意义的,它对模型毫无贡献。然而,这里显示的系数只是估计,它们不会正好为 0。t 检验的目的,就是从统计的角度判定系数为 0 的可能性有多大。

可以通过 p 值与预设的 0.05 进行比较,来判定对应的解释变量的显著性,检验的原假设是:该系数为 0;若 $p < 0.05$,则拒绝原假设。

一般来说,$p < 0.05$ 表示 5%显著性水平;$p < 0.01$ 表示 1%显著性水平;$p < 0.001$ 表示 0.1%显著性水平。

(4)Multiple R-squared 和 Adjusted R-squared

这两个值分别称为"拟合优度"和"修正的拟合优度",指回归方程对样本的拟合程度,当然是越高越好。

一元线性回归看 Multiple R-squared,多元线性回归看 Adjusted R-squared。

(5)F-statistic

F 检验,检验回归方程的显著性。

$p < 0.05$,可以认为回归方程在 0.05 的水平上通过了显著性检验。

在一元线性回归中,因为只有一个自变量,t 检验结果显著,F 检验结果就显著;在多元线性回归中,如果 F 检验结果不显著,即使有个别自变量的 t 检验结果显著,也无济于事。

2. 只选其中的男孩进行子集回归

```
attach(DBsub)
fitMale = lm(BMXWT ~ BMXHT, data = DBsub[RIAGENDR == "Male",])
summary(fitMale)
##
## Call:
## lm(formula = BMXWT ~ BMXHT, data = DBsub[RIAGENDR == "Male",
```

```
##        ])
##
## Residuals:
##     Min      1Q  Median      3Q     Max
## -4.1058 -1.6749  0.1317  1.4524  4.1293
##
## Coefficients:
##               Estimate Std. Error t value Pr(>|t|)
## (Intercept) -19.59062    2.59853  -7.539 2.15e-09 ***
## BMXHT         0.36228    0.02319  15.623  < 2e-16 ***
## ---
## Signif. codes:  0 '***' 0.001 '**' 0.01 '*' 0.05 '.' 0.1 ' ' 1
##
## Residual standard error: 2.243 on 43 degrees of freedom
## Multiple R-squared:  0.8502, Adjusted R-squared:  0.8467
## F-statistic: 244.1 on 1 and 43 DF,  p-value: < 2.2e-16
```

3. 子集回归散点图添加拟合线

```
library(ggpmisc)
library(ggplot2)
formula = y ~ x
ggplot(DBsub, aes(x = BMXHT, y = BMXWT, color = RIAGENDR)) +
  geom_point() +
  stat_poly_line(formula = formula, se = F) +
  stat_poly_eq(use_label(c("eq", "R2")), formula = formula) +
  theme_bw() +
  theme(legend.position = "bottom")
ggplot(DBsub, aes(x = BMXHT, y = BMXWT, color = RIAGENDR)) +
  geom_point() +
  stat_poly_line(formula = formula, se = F) +
  stat_poly_eq(use_label(c("eq", "R2")), formula = formula) +
  facet_wrap( ~ RIAGENDR) +
  theme_bw() +
  theme(legend.position = "none")
```

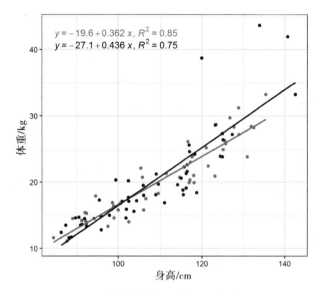

图 2-17　子集回归散点图添加拟合线

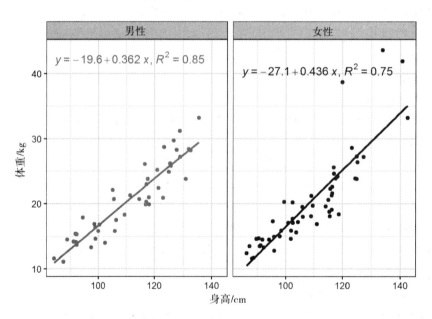

图 2-18　子集回归散点图添加拟合线（分面）

第十节　稳健回归

离群值对线性回归的结果影响很大，直接剔除离群值不太合适。稳健回归 (robust regression)，通过对数据中各样本赋予不同的权重来减小离群值对回归方程的影响，可以作为最小二乘法的替代。

```
ols = lm(BMXWT ~ BMXHT, data = train_DB)
library(MASS)
olsr = rlm(BMXWT ~ BMXHT, data = train_DB, psi = psi.bisquare)
plot(BMXWT ~ BMXHT, xlab = "身高(cm)",
    ylab = "体重(kg)", data = train_DB)
abline(ols, col = "#EE0000", lwd = 2)
abline(olsr, col = "#008B45", lty = 2, lwd = 2)
legend("topleft", c("Linear regression", "Robust regression"),
  lty = c(1, 2), col = c("#EE0000", "#008B45"))
summary(olsr)
##
## Call: rlm (formula = BMXWT ~ BMXHT, data = train_DB, psi = psi.
bisquare)
## Residuals:
##     Min     1Q  Median     3Q     Max
## -3.8791 -0.7782  0.1731  1.1788 13.9676
##
## Coefficients:
##               Value    Std. Error t value
## (Intercept) -21.4958    1.9259    -11.1612
## BMXHT         0.3783    0.0176     21.4920
##
## Residual standard error: 1.576 on 58 degrees of freedom
```

【应用案例】

Level of nutrition knowledge and its association with fat consumption among college students

Yahia et al. BMC Public Health (2016) 16:1047

DOI 10.1186/s12889-016-3728-z

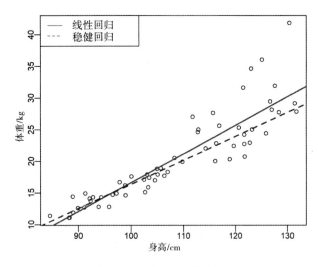

图 2-19　稳健回归散点图

　　背景:饱和脂肪、反式脂肪和胆固醇的摄入与冠状动脉心脏病风险增加有关。这项研究的目的是探讨营养知识的增加是否与在校大学生样本中减少不健康脂肪的消费有关。

　　方法:对 231 名平均年龄 20 岁的在校大学生进行问卷调查。

　　结果:使用线性回归对营养知识得分(总分)与饱和脂肪总摄入量和营养知识得分(总分)与胆固醇摄入量进行分析。结果显示,营养知识得分(总分)与饱和脂肪总摄入量、营养知识得分(总分)与胆固醇摄入量均为负相关。

　　结论:掌握更多营养知识的学生摄入的不健康脂肪和胆固醇较少。这一发现扩大了营养教育作为促进健康运动中潜在工具的作用。

第三章 多元线性回归

第一节 本章数据

1. 数据下载

登录 https://www.cdc.gov/nchs/nhanes/Default.aspx

(1)选取数据周期(2017—2018 年)

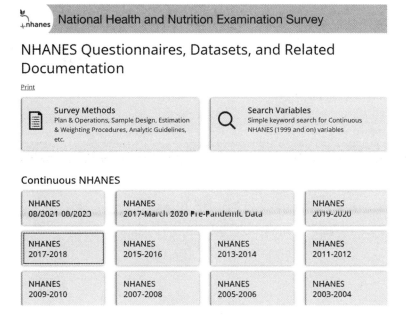

图 3-1 数据周期

(2)选取数据模块(Demographics Data&Examination Data)

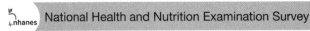

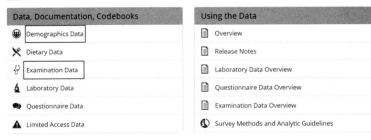

图 3-2　数据模块

(3)选取数据文件

①Demographics Data 模块的 DEMO_J.XPT(人口统计变量和样本权重)

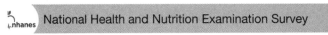

图 3-3　数据文件

②Examination Data 模块的BMX_J.XPT(人体测量)

National Health and Nutrition Examination Survey

2017-2018 Examination Data - Continuous NHANES

Print

- NHANES 2017-2018 Examination Variable List
- Exam Procedure Manuals
- 2017-2018 Examination Data Overview
- SAS Universal Viewer
- Data User Agreement

Data File Name	Doc File	Data File	Date Published
Audiometry	AUX_J Doc	AUX_J Data [XPT - 2.2 MB]	November 2021
Audiometry - Acoustic Reflex	AUXAR_J Doc	AUXAR_J Data [XPT - 88.5 MB]	November 2021
Audiometry - Tympanometry	AUXTYM_J Doc	AUXTYM_J Data [XPT - 22 MB]	November 2021
Audiometry - Wideband Reflectance	AUXWBR_J Doc	AUXWBR_J Data [XPT - 14 MB]	November 2021
Blood Pressure	BPX_J Doc	BPX_J Data [XPT - 1.4 MB]	February 2020
Blood Pressure - Oscillometric Measurements	BPXO_J Doc	BPXO_J Data [XPT - 678.1 KB]	April 2021
Body Measures	BMX_J Doc	BMX_J Data [XPT - 1.4 MB]	February 2020
Dual-Energy X-ray Absorptiometry - Android/Gynoid Measurements	DXXAG_J Doc	DXXAG_J Data [XPT - 922.9 KB]	October 2021

图 3-4　数据文件

(4)下载并保存数据

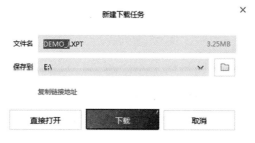

图 3-5　新建下载任务

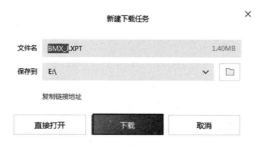

图 3-6　保存下载文件

2. 数据导入

R 语言导入.XPT 格式数据文件,使用 foreign 包的 read.xport( )函数。

```
library(foreign)
DEMO_J <- read.xport("E:\\DEMO_J.XPT")
BMX_J <- read.xport("E:\\BMX_J.XPT")
```

3. 数据合并

同周期的两个数据集合并,使用 R 内置函数 merge( )。

```
DEMOBMX <- merge(DEMO_J, BMX_J, by = "SEQN")
```

4. 数据取子集

选择 0~8 岁学龄前儿童中的变量:RIAGENDR(性别),RIDAGEYR(年龄),RIDRETH1(种族),BMXWT(体重 /kg),BMXHT(身高 /cm),BMXARML(上臂长度 /cm),BMXARMC(臂围 /cm),BMXWAIST(腰围 /cm)

```
subDEMOBMX <- subset(DEMOBMX, RIDAGEYR <= 8,
    select = c(RIAGENDR, RIDAGEYR, RIDRETH1, BMXHT, BMXARML,
        BMXARMC, BMXWAIST, BMXWT))
```

5. 定义分类变量

```
subDEMOBMX <- within(subDEMOBMX, {
    RIAGENDR <- factor(RIAGENDR, labels = c("Male", "Fmale"))
    RIDRETH1 <- factor(RIDRETH1,
            labels = c("Mexican", "Hispanic", "White", "Black", "Other"))
})
```

6. 删除缺失值

```
dat <- na.omit(subDEMOBMX)
```

7. 随机抽取 20%样本

```
set.seed(6)#设置随机抽样种子
sub = sample(nrow(dat), round(nrow(dat) * 1 / 5))#round()四舍五入
sub_dat = dat[sub,]
```

8. 显示 sub_dat 数据集前 6 行

```
head(sub_dat)
##      RIAGENDR RIDAGEYR RIDRETH1 BMXHT BMXARML BMXARMC BMXWAIST BMXWT
## 6700    Fmale        8  Mexican 137.6    29.5    25.0     77.0  42.6
## 85      Fmale        5    Other 103.3    22.0    16.5     49.6  15.9
## 7726    Fmale        5    Black 109.6    23.0    19.2     54.4  21.8
## 2843    Fmale        3    Black 101.0    21.0    18.9     51.7  19.0
## 5089     Male        7    Black 135.0    29.6    20.7     59.8  32.8
## 6803     Male        3  Mexican  98.9    20.0    15.5     48.5  16.4
```

9. 查看 sub_dat 数据集结构

```
str(sub_dat)
```

```
## 'data.frame':    210 obs. of  8 variables:
## $ RIAGENDR: Factor w/ 2 levels "Male","Fmale": 2 2 2 2 1 1 2 1 1 1 ...
## $ RIDAGEYR: num  8 5 5 3 7 3 5 2 6 7 ...
## $ RIDRETH1: Factor w/ 5 levels "Mexican","Hispanic",..: 1 5 4 4 4 1 5 3 2 3 ...
## $ BMXHT   : num  138 103 110 101 135 ...
## $ BMXARML : num  29.5 22 23 21 29.6 20 22.6 18.6 27.2 26.3 ...
## $ BMXARMC : num  25 16.5 19.2 18.9 20.7 15.5 17.4 16.4 23.1 19.1 ...
## $ BMXWAIST: num  77 49.6 54.4 51.7 59.8 48.5 52.2 48.9 68.9 53.1 ...
## $ BMXWT   : num  42.6 15.9 21.8 19 32.8 16.4 17.8 12.9 30.3 25.9 ...
## - attr(*, "na.action")= 'omit' Named int [1:706] 3 4 9 10 12 14 18 19 26 28 ...
##  ..- attr(*, "names")= chr [1:706] "8" "18" "45" "46" ...
```

数据集 sub_dat 共有 210 个观测,8 个变量。其中,2 个分类变量,6 个数值变量。

第二节 单因素线性回归散点图

1. 相关系数矩阵图

绘制相关系数矩阵图使用 corrplot 包的 corrplot( )函数,绘图数据中不得含有字符变量。

```
library(ISLR)
attach(sub_dat)
library(corrplot)
corrplot(cor(sub_dat [, c(2, 4:8)]), addCoef.col='red', type = "lower")
```

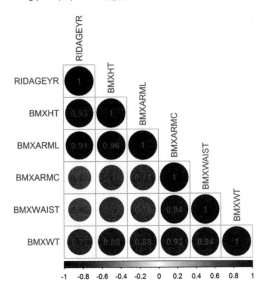

图3-7 相关系数矩阵图

2. 单因素线性回归散点图

(1)体重关于年龄的单因素线性回归散点图

```
library(ggplot2)
library(ggpmisc)
ggplot(sub_dat, aes(x = RIDAGEYR, y = BMXWT)) +
  geom_point() +
  theme_bw() +
  stat_poly_line(formula = y ~ x, se = F) +
  stat_poly_eq(use_label(c("eq", "R2", "P")), formula = y ~ x)
```

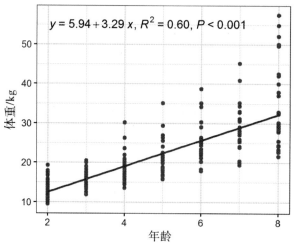

图 3-8　体重关于年龄的单因素线性回归散点图

(2)体重关于身高的单因素线性回归散点图

```
ggplot(sub_dat, aes(x = BMXHT, y = BMXWT)) +
  geom_point() +
  theme_bw() +
  stat_poly_line(formula = y ~ x, se = F) +
  stat_poly_eq(use_label(c("eq", "R2", "P")), formula = y ~ x)
```

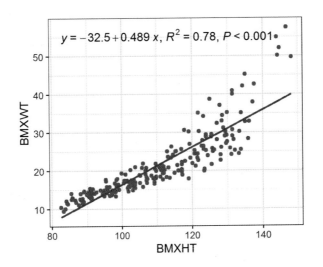

图 3-9 体重关于身高的单因素线性回归散点图

(3)体重关于上臂长度的单因素线性回归散点图

```
ggplot(sub_dat, aes(x = BMXARML, y = BMXWT)) +
  geom_point() +
  theme_bw() +
  stat_poly_line(formula = y ~ x, se = F) +
  stat_poly_eq(use_label(c("eq", "R2", "P")), formula = y ~ x)
```

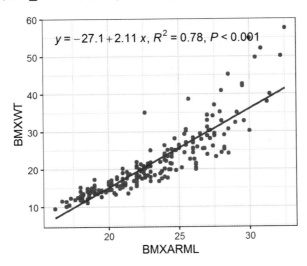

图 3-10 体重关于上臂长度的单因素线性回归散点图

(4)体重关于臂围的单因素线性回归散点图

```
ggplot(sub_dat, aes(x = BMXARMC, y = BMXWT)) +
  geom_point() +
  theme_bw() +
```

```
stat_poly_line(formula = y ~ x, se = F) +
stat_poly_eq(use_label(c("eq", "R2", "P")), formula = y ~ x)
```

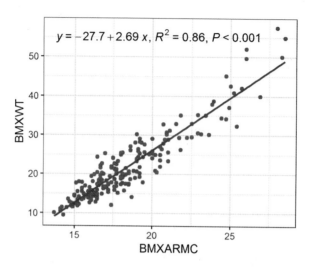

图 3-11 体重关于臂围的单因素线性回归散点图

(5)体重关于腰围的单因素线性回归散点图

```
ggplot(sub_dat, aes(x = BMXWAIST, y = BMXWT)) +
  geom_point() +
  theme_bw() +
  stat_poly_line(formula = y ~ x, se = F) +
  stat_poly_eq(use_label(c("eq", "R2", "P")), formula = y ~ x)
```

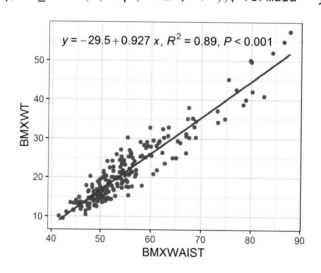

图 3-12 体重关于腰围的单因素线性回归散点图

由图 3-8 至图 3-12 可知,5 个连续预测变量回归系数显著性检验结果, p 值均小于 0.001。说明每个预测变量与因变量 BMXWT(体重)都有显著的线性相关关系。

第三节 多元线性回归模型

一元线性回归是一个主要影响因素作为自变量来解释因变量的变化，在现实问题研究中，因变量的变化往往受几个重要因素的影响，此时就需要用两个或两个以上的影响因素作为自变量来解释因变量的变化，这就是多元回归，亦称多重回归。当多个自变量与因变量之间是线性关系时，所进行的回归分析就是多元线性回归。

设 Y 为因变量，$X_1, X_2, \cdots, X_p$ 为自变量，并且自变量与因变量之间为线性关系时，则多元线性回归模型为

$$Y = \beta_0 + \beta_1 X_1 + \beta_2 X_2 + \cdots + \beta_p X_p + \varepsilon$$

式中，β_0 为常数项，又称截距；X_j 代表第 j 个预测变量，β_j 为自变量 X_j 对 Y 的偏回归系数，在所有其他预测变量保持不变的情况下，X_j 增加一个单位，因变量 Y 的平均值变化 β_j 个单位；ε 为随机误差项，又称残差，是因变量 Y 的变化中不能用自变量 X 解释的部分。

变量 X_j 可能来自不同的源：

①定量输入；

②定量输入的变换，如对数、方根或平方；

③基展开，如 $X_2 = X_1^2$，$X_3 = X_1^3$；

④定性输入级的数值或"哑"编码；

⑤变量间的交互作用，如 $X_3 = X_1 X_2$。

无论 X_j 的源是什么，模型在其参数上都是线性的。不同科学领域描述同一个概念的同义词：

①样本、数据点、观测值等，这些术语指代一个单独的数据单元；

②训练集是用于建立模型的数据，测试集（或验证集）则用来评估最终模型的效果；

③预测变量、自变量是预测公式中输入的变量。用符号 X 表示输入变量。如果 X 是向量，则其分量可以用 X_j 访问；

④结果变量、因变量或响应变量，用来指代事件的结果或要预测的那个量。定量输出变量用 Y 表示，定性输出用 G（表示组）表示，定性变量通常称为分类变量，也称为因子；

⑤连续数据具有小数位数，血压、身高等都是连续数据；

⑥分类数据，也叫定类数据、属性数据或离散数据，只能取一些特定的值，且不具有小数位数；

⑦引用变量的整体时，使用大写字母，如 X、Y 或 G；观测值用小写字母表示，X 的第 i 个观测值记做 x_i。

多元线性回归模型的回归系数 β_0，β_1，β_2，$\cdots$，β_p 用最小二乘法估计，使残差平方和最小。

$$RSS= \sum_{i=1}^{n} (y_i- \quad)^2$$

$$= \sum_{i=1}^{n} (y_i- \hat{\beta}_0 - \hat{\beta}_1 x_{i1} - \hat{\beta}_2 x_{i2} - \cdots - \hat{\beta}_p x_{ip})^2$$

当变量个数 p 大于或者等于观测数 n 时,最小二乘将无法实施!

在多元线性回归模型中,所有的回归系数是否均为零,即 $\beta_1=\beta_2=\cdots=\beta_p=0$ 是否成立,需要用 F 检验回答这个问题。

零假设　　$H_0: \beta_1 = \beta_2 = \cdots = \beta_p = 0$

备择假设　H_1:至少有一个 β_j 不为零

$$F= \frac{(TSS-RSS)/p}{RSS/(n-p-1)}$$

式中,$TSS= \sum_{i=1}^{n} (y_i - \bar{y})^2$, $RSS= \sum_{i=1}^{n} (y_i - \hat{y}_i)^2$

多元线性回归模型的应用需要满足如下前提条件:

①因变量 Y 为定量数据;

②自变量 X 个数大于等于 2(定量数据和定类数据均可);

③自变量 X 与因变量 Y 之间存在线性关系;

④自变量之间不存在严重的多重共线性;

⑤各观测值之间相互独立,即残差之间不存在自相关;

⑥残差服从均值为 0,方差为 σ^2 的正态分布。

R 拟合多元线性模型,使用 lm( )函数。

```
fit<-lm(BMXWT~.,data= sub_dat)
summary(fit)
##
## Call:
## lm(formula = BMXWT ~ ., data = sub_dat)
##
## Residuals:
##     Min      1Q  Median      3Q     Max
## -3.5667 -0.8456 -0.0696  0.6210  7.6037
##
## Coefficients:
##                   Estimate Std. Error t value Pr(>|t|)
## (Intercept)       -38.17288    1.55252 -24.588  < 2e-16 ***
## RIAGENDRFmale      -0.58570    0.22070  -2.654   0.0086 **
## RIDAGEYR           -0.08475    0.15664  -0.541   0.5891
## RIDRETH1Hispanic   -0.28965    0.47475  -0.610   0.5425
## RIDRETH1White      -0.04045    0.32386  -0.125   0.9007
## RIDRETH1Black       1.00074    0.37292   2.684   0.0079 **
## RIDRETH1Other      -0.02883    0.35660  -0.081   0.9357
```

```
## BMXHT              0.20521     0.03110    6.598 3.69e-10 ***
## BMXARML            0.03445     0.11593    0.297   0.7666
## BMXARMC            0.70158     0.11185    6.272 2.17e-09 ***
## BMXWAIST           0.43473     0.03799   11.442  < 2e-16 ***
## ---
## Signif. codes:  0 '***' 0.001 '**' 0.01 '*' 0.05 '.' 0.1 ' ' 1
##
## Residual standard error: 1.502 on 199 degrees of freedom
## Multiple R-squared:  0.9711, Adjusted R-squared:  0.9696
## F-statistic: 668.3 on 10 and 199 DF,  p-value: < 2.2e-16
```

其中:

①Estimate,系数估计(第一行是截距,第二行及以下为每个预测变量的偏回归系数);

②Std.Error,截距与偏回归系数的标准误差;

③t value,t 检验统计量;

④t 检验用来检验回归系数的显著性,原假设 H_0 为回归系数等于零。

如果 H_0 被拒绝,将得出因变量与自变量之间存在统计上显著相关的结论;如果不能拒绝 H_0,将没有足够的证据得出两个变量之间存在统计上显著相关的证据。

$\Pr(>|t|)$,p 值,用于说明回归系数的显著性,从理论上说,如果一个变量的系数是 0,那么该变量是无意义的,它对模型毫无贡献。然而,这里显示的系数只是估计,它们不会正好为 0。t 检验的目的,就是从统计的角度判定回归系数为 0 的可能性有多大。如果 $p \leqslant \alpha$,拒绝回归系数为 0 的零假设 H_0,α 为显著性水平,一般为 0.05。

变量 RIAGENDR,RIDRETH1,BMXHT,BMXARMC 和 BMXWAIST 对应 t 检验的 p 值均小于 0.05,表明这些预测变量与因变量之间在统计学上显著相关。

多元回归模型的显著性检验是指多元线性回归模型总体显著性检验,使用 F 检验。

结果中统计量 $F = 668.3$,$p < 0.05$,表明多元线性回归模型通过总体显著性检验,回归模型具有统计学意义的。

R-squared 用于分析模型的拟合优度,又称决定系数。其值为 0~1,一般认为越大越好。多元线性回归模型的拟合优度评价,使用 Adjusted R-squared,即调整 R^2。

结果中 R-squared: 0.969 6,表明模型可以解释因变量 96.96% 的方差。

第四节 残差图

1. 残差图

R 使用 residuals( ) 函数调用回归模型的残差,括号内为回归模型的名称。

```
fit<-lm(BMXWT~.,data= sub_dat)
residuals <- residuals(fit) #调用回归模型的残差
```

```
fitted.values <- fitted.values(fit) #调用回归模型的拟合值
library(ggplot2)
ggplot(sub_dat, aes(x = fitted.values, y = residuals)) +
  geom_point(color = "grey50", size = 1.6) +
  labs(x = "Fitted Values" , y = "Residuals") +
  theme_bw()
```

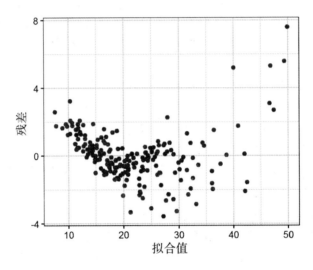

图 3-13　残差图

残差 (residual) e_i 是因变量的观测值 y_i 与根据估计的回归方程求出的预测值 $\hat{y}_i$ 之差,是随机误差项 ε_i 的估计值。残差反映了用估计的回归方程去预测 y_i 而引起的误差。

$$e_i = y_i - \hat{y}_i \text{ 。}$$

第 i 次观测的残差是因变量的观测值 y_i 与它的预测值 $\hat{y}_i$ 之差 $y_i - \hat{y}_i$,换言之,第 i 次观测的残差是利用估计的回归方程去预测因变量的值 $\hat{y}_i$ 产生的误差。

2. 标准化残差图

标准化残差(standardized residuals)又叫内学生化残差,是残差的标准化形式。

每个残差除以它的标准差,就得到了标准化残差。

残差平方和: $SSE = \sum (y_i - \hat{y}_i)^2$;均方误差: $MSE = \dfrac{SSE}{n}$;估计的标准误差 $s = \sqrt{MSE}$ 。

估计的标准误差,是随机误差项 ε 的标准差 σ 的估计。

第 i 次观测的杠杆率: $h_i = \dfrac{1}{n} + \dfrac{(x_i - \bar{x})^2}{\sum (x_i - \bar{x})^2}$;第 i 个残差的标准差: $s_{y_i - \hat{y}_i} = s\sqrt{1 - h_i}$;第 i 次观测的标准化残差: $ZRE_i = \dfrac{y_i - \hat{y}_i}{s_{y_i - \hat{y}_i}}$ 。

R 使用 rstandard( )函数调用回归模型的标准化残差,括号内为回归模型的名称。

```
rstandard <- rstandard(fit) #调用回归模型的标准化残差
fitted.values <- fitted.values(fit) #调用回归模型的拟合值
```

```
ggplot(sub_dat, aes(x = fitted.values, y = rstandard)) +
  geom_point(color = "grey50", size = 1.6) +
  labs(x = "Fitted Values" , y = "Rstandard") +
  theme_bw()
```

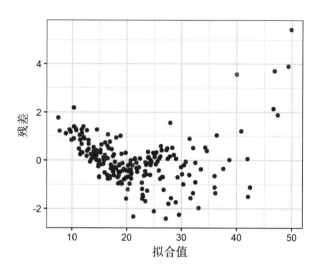

图 3-14 标准化残差图

3. 学生化残差图

学生化残差又叫 T 化残差或外学生化残差。由于普通残差标准化后并不服从标准正态分布而是 T 分布,故 T 化残差是删除第 i 个样本数据后由余下的数据计算的残差。

学生化残差 $SRE_i = \dfrac{e_i}{\hat{\delta}\sqrt{1-h_{ii}}}$ (h_{ii} 为杠杆值)

R 使用 rstudent() 函数调用回归模型的学生化残差,括号内为回归模型的名称。

```
rstudent <- rstudent(fit) #调用回归模型的学生化残差
fitted.values <- fitted.values(fit) #调用回归模型的拟合值
ggplot(sub_dat, aes(x = fitted.values, y = rstudent)) +
  geom_point(color = "grey50", size = 1.6) +
  labs(x = "Fitted Values" , y = "Rstudent") +
  theme_bw()
```

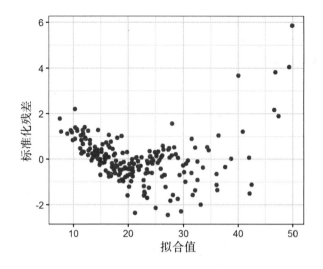

图 3-15　学生化残差图

4.残差正态概率图

用横轴表示正态分位数,纵轴表示对应的残差,制作一张散点图。如果残差近似服从正态分布, 图上的数据点应该密集围绕在通过坐标轴原点的 45°直线附近。 如果这些数据点相对于 45°直线有较大弯曲,说明残差不服从正态分布。

```
library(car)
## 载入需要的程辑包:carData
par(
  mai = c(0.45, 0.7, 0.1, 0.2),
  cex = 0.86,
  mgp = c(1.2, 0.36, 0),
  tck = -0.016
)
fit <- lm(BMXWT ~ ., data = sub_dat)
residuals <- residuals(fit) #调用回归模型的残差
qqPlot(
  residuals,
  col = "grey60",
  col.lines = "red",
  pch = 16,
  ylab = "Residuals",
  xlab = "Norm quantiles",
  envelope = list(style = "lines", level = 0.90)
)
```

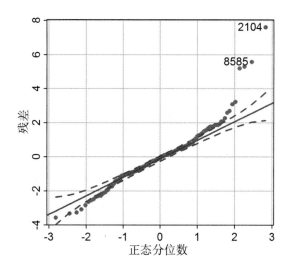

图3-16 残差正态概率图

第五节 模型诊断

回归诊断是对回归分析中的假设以及数据的检验与分析。通常包含下面两方面的内容。

①检验回归分析的假设是否合理。如在线性回归模型中,通常假设随机误差之间独立,期望为零以及方差相同,或者进一步假设它们服从正态分布,回归诊断所要解决的问题之一是检验这些假设是否合理。

②对数据的诊断,检验观测值中是否有异常数据。

1.异方差检验(判断误差方差是否恒定)

方差齐性又称同方差性,是指最小二乘法的残差服从均值为0,方差为 σ^2 的正态分布。

方差齐性是经典线性回归的重要假定之一,是回归分析 t 检验和 F 检验的前提假设。线性模型中的假设检验和标准误差、置信区间的计算都依赖这一假设。只有在方差齐性的前提下计算出来的统计量才服从 t 分布,而 t 检验正是以 t 分布作为其理论依据的检验方法。

通常情况下,误差项的方差不是恒定的。例如,误差项的方差可能会随响应值的增加而增加。

异方差的后果如下。

①数据存在异方差的情况下如果仍采用 OLS 估计模型参数,OLS 估计量仍具有线性和无偏性,但不再具有最小方差性,因为最小方差性的证明过程利用了同方差假定。

②变量的显著性检验失去意义。t 统计量是建立在正确估计了参数标准差的基础之

上,如果出现异方差,估计的参数标准差出现偏大或偏小,t 检验失去意义。

③模型的预测失效。在面对误差方差非恒定这样的问题时,一个可能的解决方案是对响应变量 Y 做变换,比如 $\log Y$ 和 $\sqrt{Y}$。这种变换使得较大的响应值有更大的收缩,降低了异方差性。

异方差的检验使用 car 包中的 ncvTest( ) 函数。

ncvTest{car} 函数生成一个计分检验,零假设为误差方差不变,备择假设为误差方差随着拟合值水平的变化而变化。

若 $p < 0.05$,则拒绝残差的方差是恒定的零假设,说明存在异方差性(误差方差不恒定)。

R 异方差检验算法如下。

```
fit <- lm(BMXWT ~ ., data = sub_dat)
library(car)
## 载入需要的程辑包:carData
ncvTest(fit)
## Non-constant Variance Score Test
## Variance formula: ~ fitted.values
## Chisquare = 129.9616, Df = 1, p = < 2.22e-16
```

在给定显著性水平 $\alpha = 0.05$ 的情况下,$p < 0.05$,拒绝残差的方差是恒定的零假设。

对因变量进行对数变换后拟合多元线性回归模型算法如下。

```
fit_log <- lm(log(BMXWT) ~ ., data = sub_dat)
ncvTest(fit_log)
## Non-constant Variance Score Test
## Variance formula: ~ fitted.values
## Chisquare = 0.6560588, Df = 1, p = 0.41795
```

在给定显著性水平 $\alpha = 0.05$ 的情况下,$p > 0.05$,不能拒绝残差的方差是恒定的零假设。

2. 共线性

共线性是指两个或多个预测变量高度相关。如果两个预测变量有很高的相关性,即它们是共线的。

在回归分析时,共线性的存在可能会引发问题,因为可能难以分离出单个变量对响应值的影响,换句话说,因为共线的两个预测变量往往同时增加或减少,很难确定每一个变量与响应变量的相关性。

由于共线性降低了回归系数估计的准确性,导致 $\hat{\beta}_j$ 的标准误增大,t 统计量是由 $\hat{\beta}_j$ 除以其标准误得到的。所以,共线性导致 t 统计量减小,可能无法拒绝 $H_0 : \beta_j = 0$,正确的检验出非零系数的概率减小了,这样可能将重要的解释变量排除在模型之外。

　　检验共线性的方法是看预测变量的相关系数矩阵。该矩阵中出现绝对值大的元素表示有一对变量高度相关,因此数据中存在共线性问题。并非所有的共线性问题都可以通过检查相关系数矩阵发现,即使没有某对变量具有特别高的相关性,有可能三个或更多变量之间存在共线性,这种情况称为多重共线性。一种更好的评估多重共线性的方法是计算方差膨胀因子(variance inflation factor,VIF)。VIF 的最小可能值是 1,表示完全不存在共线性。

　　多重共线性是普遍存在的,轻微的多重共线性问题可不采取措施,如果 VIF 值大于 10 说明共线性很严重,这种情况需要处理,如果 VIF 值在 5 以下不需要处理,如果 VIF 值为 5~10,视情况而定。

　　R 检验多重共线性使用 car 包的 vif( )函数。

```
fit<-lm(BMXWT~.,data= sub_dat)
library(car)
vif(fit)
##              GVIF Df GVIF^(1/(2*Df))
## RIAGENDR  1.127251  1        1.061721
## RIDAGEYR  9.379066  1        3.062526
## RIDRETH1  1.435319  4        1.046209
## BMXHT    21.632945  1        4.651123
## BMXARML  16.271207  1        4.033758
## BMXARMC  10.260898  1        3.203264
## BMXWAIST 10.247486  1        3.201169
```

　　结果显示,变量 BMXHT 和 BMXARML 的方差膨胀因子 VIF > 10,表明这两个变量存在严重的共线性。

　　3. 异常观测值

　　在回归分析时,数据经常包括一些异常观测值。异常观测值的存在对于回归方程的拟合、判定系数 R^2 及显著性检验的结果都有很大的影响。

　　(1)离群点

　　离群点是 Y 空间上的异常点,该异常点学生化残差的绝对值通常大于或等于 3。

　　产生离群点的原因有很多, 一种可能的原因是数据收集过程中对某个观测点的记录错误。离群点对最小二乘线的影响很小,斜率几乎没有改变,截距也只有微不足道的变化。

　　如果能确信某个离群点是由数据采集或记录中的错误导致的, 解决方案是直接删除此观测点。但是应该小心,因为有时离群点可能不是由失误导致的,而是暗示模型存在缺陷,比如缺少预测变量。

　　car 包提供了一种离群点的统计检验方法。outlierTest( )函数可以求得最大标准化残差绝对值 Bonferroni 调整后的 p 值。若 $p < 0.05$,表明该观测是数据集中的离群点。

```
fit <- lm(BMXWT ~ ., data = sub_dat)
library(car)
outlierTest(fit)
```

```
##        rstudent unadjusted p-value Bonferroni p
## 2104 5.866875          1.8400e-08   3.8640e-06
## 8585 4.058762          7.0985e-05   1.4907e-02
## 3705 3.835211          1.6857e-04   3.5399e-02
```

(2)高杠杆值点

杠杆值度量了第 i 个观测值与 X 空间中心的距离,高杠杆点是 X 空间上的异常点。

高杠杆值的观测点可通过帽子统计量(hat statistic)判断。若观测点的帽子值大于帽子均值的 2 到 3 倍,通常可以认定为高杠杆值点。高杠杆值点比离群点对最小二乘线的影响更大。

高杠杆点应该进一步检查是否为强影响点。高杠杆值点可能会是强影响点,也可能不是,这要看它们是不是离群点。

如果一个观测点既是离群点,又是高杠杆点,这是一个特别危险的组合。

所有观测的平均杠杆值 $\bar{h}=(p+1)/n$,其中,p 为自变量个数,n 为样本数量。

R 中杠杆值可以使用 hatvalues( )函数计算。

```
p <- length(coefficients(fit)) - 1
n <- length(fitted(fit))
plot(hatvalues(fit) , ylim = c(0, (3 * (p + 1) / n) * 1.1))
abline(h = 2 * (p + 1) / n, col = "red", lty = 2)
abline(h = 3 * (p + 1) / n, col = "red", lty = 1)
```

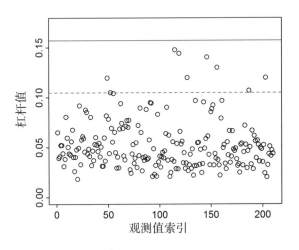

图 3-17　杠杆值图

杠杆值图是指以杠杆值为纵坐标,以观测值的索引为横坐标的散点图。图中的实线为 3 倍平均杠杆值,虚线为 2 倍平均杠杆值。

```
hatval <- hatvalues(fit)
hatval[which(hatval > 2 * (p + 1) / n)]
##      7815      3941      7573      8299      2111      7831
```

```
2104       6470
##  0.1196558  0.1049662  0.1476919  0.1442059  0.1197007  0.1403932
0.1301710 0.1067868
##        4524
## 0.1197040
hatval[which(hatval > 3 * (p + 1) / n)]
## named numeric(0)
```

结果显示,数据集中有 9 个观测的的帽子值大于帽子均值的 2 倍;有 0 个观测的帽子值大于帽子均值的 3 倍。

(3)强影响点

强影响点是由于大的残差和高杠杆值的交互作用而产生的。强影响点的诊断指标主要有库克距离,它综合反映了杠杆值和残差大小。强影响点的库克距离值大于 1,表明所对应的观测点的自变量和因变量均为异常值,相对于离群点和高杠杆值点,强影响点对回归模型有较大影响,强影响点将会导致回归模型截距项和斜率发生显著变化。

```
plot(fit, which = 4)
abline(h = 0.5, col = "red", lty = 2)
abline(h = 1, col = "red", lty = 1)
```

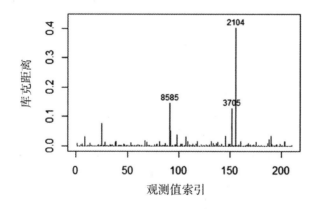

图 3-18 库克距离图

库克距离图以库克距离为纵坐标,以观测值的索引为横坐标。图中没有出现表示库克距离的虚线(库克距离 =0.5)和实线(库克距离 =1.0),说明没有强影响点。

利用 car 包中的 influencePlot( )函数,还可以将离群点、杠杆值和强影响点的信息整合到一幅图形中。

```
library(car)
influencePlot(fit)
```

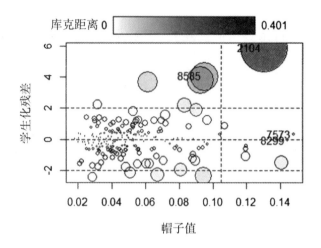

图 3-19 离群点、杠杆值和强影响点的信息整合图

influencePlot( )函数创建了一个残差与帽子值的"气泡"图,圆的面积表示与库克距离值成比例的观测值。在学生化残差比例上,分别以平均帽子值的 2 倍和 3 倍绘制垂直参考线,以 −2、0 和 2 绘制水平参考线。

如果识别出异常点,则返回一个数据帧,其中包含已识别异常点的帽子值、学生化残差和库克距离。如果未识别任何异常点,则不返回任何内容。

```
##          StudRes        Hat          CookD
## 8585   4.05876235 0.09483608 0.1455862093
## 7573   0.31164179 0.14769188 0.0015369283
## 8299  -0.09365752 0.14420588 0.0001350439
## 2104   5.86687483 0.13017104 0.4009411561
```

结果显示,学生化残差大于 3 的观测值有 2 个。

并非所有的异常观测值都意味着不好,有时候发现异常观测值可能会提示有更重要的信息。如果出现异常观测值,首先应检查数据是否录入错误,也可以选择其他模型来进行拟合,或者收集更多的数据来证实。

第六节 逐步回归

判断一个多元线性回归模型质量的标准包 Mallows' Cp、赤池信息量准则(AIC)、贝叶斯信息准则(BIC)和调整 R^2(adjusted R^2)等。

马洛斯 (Colin Lingwood Mallows) 提出运用 Cp 去评估一个以普通最小二乘法(OLS)为假设的线性回归模型的优良性,从而用于模型选取。当模型中含有多个自变量,使用 Mallows' Cp 可以为模型选出最优预测变量子集。Cp 数值越小,模型准确性越高且复杂度相对较低。

赤池信息量准则是衡量统计模型拟合优良性的一种标准，由于它是日本统计学家赤池弘次创立和发展的，因此称赤池信息量准则。赤池信息量准则建立在熵的概念基础上，可以权衡模型的复杂度和拟合的优良性。

对于高斯线性模型，马洛斯的 Cp 值被证明与赤池信息准则(AIC)等效。

贝叶斯信息准则(BIC)是一种用于评估模型质量的统计度量。BIC 的目标是找到那些既能尽可能提高似然函数，又能避免过拟合的最佳模型。当模型包含的参数较多时，BIC会倾向于选择具有较少参数的模型，因为它会减少模型复杂性以防止过拟合。相反，当模型较简单时，BIC 会选择那些能最大化似然函数的模型。

BIC 的惩罚项相对于 AIC 来说更为严格。

判定系数 R^2 是估计回归方程拟合优度的度量，它测量的是 Y 的变异中能被 X 解释的部分所占比例，它的值为 0~1。

$$R^2 = 1 - \frac{RSS}{TSS}$$

式中，$TSS = \sum (y_i - \bar{y})^2$，$RSS = e_1^2 + e_2^2 + \cdots + e_n^2$

在多元线性回归中，R^2 等于 $\mathrm{Cor}(Y, \hat{Y})^2$，是响应值和线性模型拟合值的相关系数的平方。

R^2 最大值为 1，最小值为 0。R^2 接近 1 说明回归模型可以解释响应变量的大部分变异。R^2 接近 0，说明回归模型没有解释太多响应变量的变异，这可能因为线性模型是错误的，也可能因为固有误差项 σ^2 较大，抑或两者兼有。

判定系数 R^2 乘 100，等于能被估计的回归方程解释的因变量变异性的百分数（如 $R^2 = 0.9696$，表示变量 Y 的变异性中有 96.96% 是由 X 引起的（能被估计的回归方程所解释）。

当回归模型中存在多个预测变量时，使用调整 R^2。

逐步回归可用来筛选并剔除引起多重共线性的变量，模型会一次添加或者删除一个变量，直到达到某个判停准则为止。实现逐步回归的策略有以下三种。

①向前(forward)选择，从模型中没有预测变量开始，每次添加一个预测变量到模型中，直到添加变量不会使模型有所改进为止。

②向后(backward)选择，从完整模型(即包含所有预测变量的模型)开始，一次删除一个变量直到会降低模型质量为止。

③逐步(seqrep)选择，逐步选择也称顺序替换，是向前选择和向后选择的组合。从没有预测变量开始，变量每次进入一个，但是每一步中，变量都会被重新评价，对模型没有贡献的变量将会被删除，预测变量可能会被添加、删除好几次，直到获得最优模型为止。

逐步回归的实现策略和增删变量的准则不同，筛选出的变量也略有差异。

向前选择和逐步选择可以应用于高维配置，其中样本数 n 不如预测变量 p 的数量，如在基因组数据中。

向后选择要求样本数 n 大于变量数 p，以便可以拟合整个模型。

R 中实现逐步回归的程序包有很多，本章使用 leaps 包中的 regsubsets( )函数实现逐步回归，使用调整 R^2、Mallows' Cp 和 bic 统计量筛选最优模型，使用 plot( )函数可视化筛选出的最优子集。

　　1. 前向(forward)选择

　　(1)根据 adjr2 选择模型

```
options(digits = 3)
library(leaps)
fit.forward = regsubsets(BMXWT ~ .,
                         data = sub_dat,
                         method = "forward",
                         nvmax = 12)
fit.f.sum = summary(fit.forward)
which.max(fit.f.sum$adjr2)
## [1] 5
plot(fit.forward, scale = "adjr2")
```

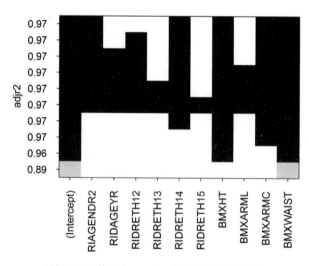

图 3-20　基于 forward adjr2 选择模型的子集

　　图 3-20 的横坐标为自变量,纵坐标是调整 R^2。第一行(从底部开始)表示,含有截距项和变量 BMXWAIST 的模型, 调整 R^2 为 0.89；第二行表示, 含有截距项和预测变量 BMXHT、BMXWAIST 的模型,调整 R^2 为 0.96;最上边一行,当模型含有 RIAGENDR, RIDRETH1,BMXHT ,BMXARMC ,BMXWAIST 等 5 个预测变量时, 调整 R^2 为 0.97,此时调整 R^2 最大,模型的拟合效果最好。

　　adjr2 是指调整 R^2 值,它是一种用来评估回归模型拟合优度的指标,调整 R^2 值越接近 1,说明模型的拟合效果越好。

　　根据 adjr2 选择模型,选择调整 R^2 值最大的模型。因为一个多元线性回归模型的调整 R^2 值越大,该模型的解释能力越强,同时也意味着这个模型的过拟合程度越低。

```
coef(fit.forward, which.max(fit.f.sum$adjr2)) #查看最优子集的回归系数
##    (Intercept) RIAGENDRFmale RIDRETH1Black         BMXHT         BMXARMC
```

```
##      -37.540        -0.616        1.061        0.202        0.712
##      BMXWAIST
##       0.433
```

(2)根据 Cp 选择模型

```
which.min(fit.f.sum$cp)
## [1] 5
plot(fit.forward, scale = "Cp")
```

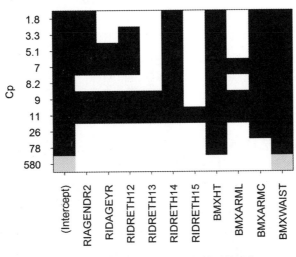

图 3–21　基于 forward Cp 选择模型的子集

Mallows' Cp 统计量是一种全局择优法,Cp 值越小,模型的偏差越低。从图 3-21 可以看出, 包含 RIAGENDR,RIDRETH1,BMXHT ,BMXARMC ,BMXWAIST 等 5 个预测变量的模型 Cp 值最小。

对于高斯模型(方差已知),AIC 与 Cp 相同,统一称为 AIC。使用 AIC 进行模型选择,就是在一系列模型中选择具有最小 AIC 的。

```
coef(fit.forward, which.min(fit.f.sum$cp)) # 查看最优子集的回归系数
##   (Intercept) RIAGENDRFmale RIDRETH1Black        BMXHT      BMXARMC
##      -37.540        -0.616        1.061        0.202        0.712
##      BMXWAIST
##       0.433
```

(3)根据 bic 选择模型

```
which.min(fit.f.sum$bic)
## [1] 5
plot(fit.forward, scale = "bic")
```

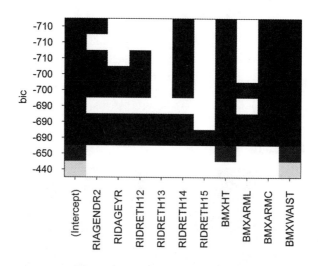

图 3-22 基于 forward bic 选择的子集

使用 BIC 进行模型选择,就是在一系列模型中选择具有最小 BIC 的。BIC 对复杂模型有更大的惩罚,并倾向于选择简单模型。

从图 3-22 可以看出, 包含 RIAGENDR,RIDRETH1,BMXHT,BMXARMC, BMXWAIST 等 5 个预测变量的模型 BIC 值最小。

```
coef(fit.forward, which.min(fit.f.sum$bic)) #查看最优子集的回归系数
##    (Intercept)  RIAGENDRFmale RIDRETH1Black       BMXHT       BMXARMC
##        -37.540         -0.616         1.061       0.202         0.712
##        BMXWAIST
##           0.433
```

(4)交叉验证

```
library(leaps)
k = 10
set.seed(1)
folds = sample(1:k, nrow(sub_dat), replace = TRUE)
cv.errors = matrix(NA, k, 8, dimnames = list(NULL, paste(1:8)))
predict = function(object, newdata, id , ...) {
  form = as.formula(object$call[[2]])
  mat = model.matrix(form, newdata)
  coefi = coef(object, id = id)
  xvars = names(coefi)
  mat[, xvars] %*% coefi
}
for (j in 1:k) {
  forward.best.fit = regsubsets(BMXWT ~ .,
                                data = sub_dat [folds != j, ],
```

```
                                  method = "forward",
                                  nvmax = 12)
  for (i in 1:8) {
    pred = predict(forward.best.fit, sub_dat[folds == j, ], id = i)
    cv.errors[j, i] = mean((sub_dat$BMXWT [folds == j] - pred) ^ 2)
  }
}
#cv.errors

mean.cv.errors = apply(cv.errors, 2, mean)
which.min(mean.cv.errors)
## 5
plot(mean.cv.errors, type = "b")
```

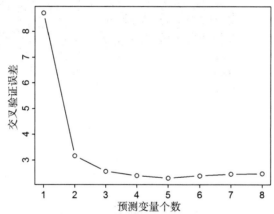

图 3-23　基于 forward 交叉验证误差选择子集

　　图 3-23 的纵轴为交叉验证误差，横轴为预测变量个数。当预测不了的个数为 5 时，交叉验证误差最小。

　　K 折交叉验证是使用最广的估计预测误差的方法，用于防止模型过于复杂而引起的过拟合。理想情况下，如果有足够的样本数据，划分一部分数据做验证集，用以评估预测模型。如果数据不足，K 折交叉验证将数据分为大小相等的几份，用其中一份做验证，其余的数据做拟合。K 折交叉验证时，一般选择 K 等于 5 或者 10。选择有更好泛化能力的模型，可以用交叉验证来筛选变量。

```
# 查看交叉验证选择最优子集的回归系数
forward.reg.best = regsubsets(BMXWT ~ ., data = sub_dat,
                              method = "forward", nvmax = 12)
coef(forward.reg.best, which.min(mean.cv.errors))
##   (Intercept) RIAGENDRFmale  RIDRETH1Black     BMXHT   BMXARMC
##       -37.540        -0.616          1.061     0.202     0.712
```

```
##        BMXWAIST
##          0.433
```

2. 向后(backward)选择

(1)根据 adjr2 选择模型

```
options(digits = 3)
library(leaps)
fit.backward = regsubsets(BMXWT ~ ., data = sub_dat,
                    method = "backward", nvmax = 12)
reg.b.sum = summary(fit.backward)
plot(fit.backward, scale = "adjr2")
```

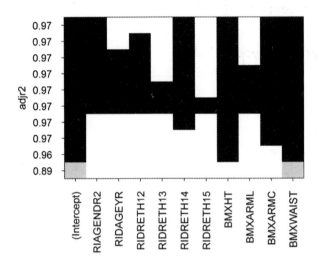

图 3-24　基于 backward adjr2 选择模型的子集

```
coef(fit.backward, which.max(reg.b.sum$adjr2)) # 查看最优子集的回归系数
##    (Intercept)  RIAGENDRFmale RIDRETH1Black     BMXHT    BMXARMC
##       -37.540        -0.616         1.061     0.202      0.712
##        BMXWAIST
##          0.433
```

(2)根据 Cp 选择模型

```
which.min(reg.b.sum$cp)
## [1] 5
plot(fit.backward, scale = "Cp")
```

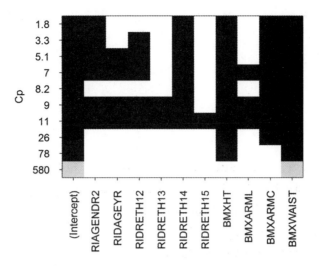

图 3–25 基于 backward Cp 选择模型的子集

```
coef(fit.backward, which.min(reg.b.sum$cp)) # 查看最优子集的回归系数
##    (Intercept)   RIAGENDRFmale  RIDRETH1Black      BMXHT     BMXARMC
##       -37.540         -0.616          1.061        0.202       0.712
##       BMXWAIST
##         0.433
```

　　(3)根据 bic 选择模型

```
which.min(reg.b.sum$bic)
## [1] 5
plot(fit.backward, scale = "bic")
```

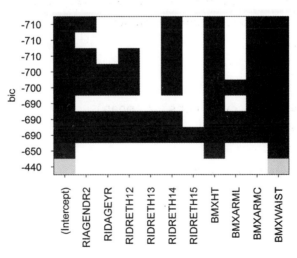

图 3–26 基于 backward bic 选择模型的子集

```
coef(fit.backward, which.min(reg.b.sum$bic)) # 查看最优子集的回归系数
##   (Intercept) RIAGENDRFmale RIDRETH1Black      BMXHT     BMXARMC
```

```
##        -37.540        -0.616        1.061        0.202        0.712
##     BMXWAIST
##         0.433
```

(4)交叉验证

```
library(leaps)
k = 10
set.seed(1)
folds = sample(1:k, nrow(sub_dat), replace = TRUE)
cv.errors = matrix(NA, k, 8, dimnames = list(NULL, paste(1:8)))
predict = function(object, newdata, id , ...) {
  form = as.formula(object$call[[2]])
  mat = model.matrix(form, newdata)
  coefi = coef(object, id = id)
  xvars = names(coefi)
  mat[, xvars] %*% coefi
}
for (j in 1:k) {
  backward.best.fit = regsubsets(BMXWT ~ .,
                                 data = sub_dat [folds != j, ],
                                 method = "backward",
                                 nvmax = 12)
  for (i in 1:8) {
    pred = predict(backward.best.fit, sub_dat[folds == j, ], id = i)
    cv.errors[j, i] = mean((sub_dat$BMXWT [folds == j] - pred) ^ 2)
  }
}
#cv.errors
mean.cv.errors = apply(cv.errors, 2, mean)
which.min(mean.cv.errors)
## 5
plot(mean.cv.errors, type = "b")
```

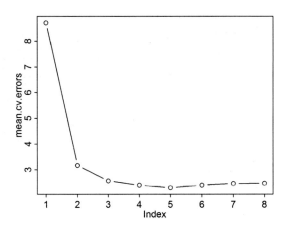

图 3-27　基于 backward 交叉验证误差选择子集

查看交叉验证误差选择最优子集的回归系数算法如下。

```
backward.reg.best = regsubsets(BMXWT ~ ., data = sub_dat,
                                method = "backward", nvmax = 12)
coef(backward.reg.best, which.min(mean.cv.errors))
##    (Intercept) RIAGENDRFmale RIDRETH1Black     BMXHT     BMXARMC
##       -37.540        -0.616         1.061     0.202       0.712
##       BMXWAIST
##         0.433
```

3. 逐步(seqrep)选择

(1)根据 adjr2 选择模型

```
options(digits = 3)
library(leaps)
fit.seqrep = regsubsets(BMXWT ~ ., data = sub_dat,
                         method = "seqrep", nvmax = 12)
reg.s.sum = summary(fit.seqrep)
plot(fit.seqrep, scale = "adjr2")
```

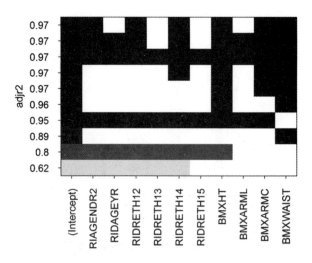

图 3-28 基于 seqrep adjr2 选择模型的子集

```
coef(fit.seqrep, which.max(reg.s.sum$adjr2))  #查看最优子集的回归系数
##     (Intercept)    RIAGENDRFmale RIDRETH1Hispanic    RIDRETH1Black
##        -37.541           -0.618           -0.286            1.045
##          BMXHT          BMXARMC         BMXWAIST
##          0.201            0.710            0.437
```

　　(2)根据 Cp 选择模型

```
plot(fit.seqrep, scale = "Cp")
```

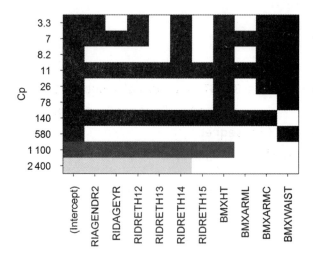

图 3-29 基于 seqrep Cp 选择模型的子集

```
coef(fit.seqrep, which.min(reg.s.sum$cp))  #查看最优子集的回归系数
##     (Intercept)    RIAGENDRFmale RIDRETH1Hispanic    RIDRETH1Black
##        -37.541           -0.618           -0.286            1.045
##          BMXHT          BMXARMC         BMXWAIST
```

```
##          0.201              0.710                 0.437
```

(3) 根据 BIC 选择模型

```
which.min(reg.s.sum$bic)
## [1] 4
plot(fit.seqrep, scale = "bic")
```

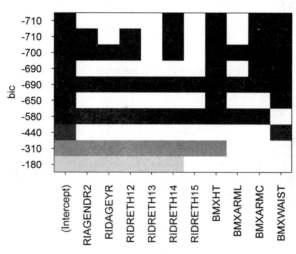

图 3-30 基于 seqrep bic 选择模型的子集

```
coef(fit.seqrep, which.min(reg.s.sum$bic)) # 查看最优子集的回归系数
##   (Intercept)  RIDRETH1Black     BMXHT       BMXARMC     BMXWAIST
##       -38.132          1.190     0.203         0.709        0.436
```

(4) 交叉验证

```
library(leaps)
k = 10
set.seed(1)
folds = sample(1:k, nrow(sub_dat), replace = TRUE)
cv.errors = matrix(NA, k, 8, dimnames = list(NULL, paste(1:8)))
predict = function(object, newdata, id , ...) {
  form = as.formula(object$call[[2]])
  mat = model.matrix(form, newdata)
  coefi = coef(object, id = id)
  xvars = names(coefi)
  mat[, xvars] %*% coefi
}
for (j in 1:k) {
  seqrep.best.fit = regsubsets(BMXWT ~ .,
                               data = sub_dat [folds != j, ],
```

```
                                      method = "seqrep",
                                      nvmax = 12)
  for (i in 1:8) {
    pred = predict(seqrep.best.fit, sub_dat[folds == j, ], id = i)
    cv.errors[j, i] = mean((sub_dat$BMXWT [folds == j] - pred) ^ 2)
  }
}
#cv.errors
mean.cv.errors = apply(cv.errors, 2, mean)
which.min(mean.cv.errors)
## 4
plot(mean.cv.errors, type = "b")
```

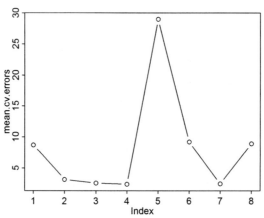

图 3-31　基于 seqrep 交叉验证选择子集

```
seqrep.reg.best = regsubsets(BMXWT ~ ., data = sub_dat,
                      method = "seqrep", nvmax = 12)
coef(seqrep.reg.best, which.min(mean.cv.errors))
##    (Intercept) RIDRETH1Black      BMXHT      BMXARMC     BMXWAIST
##       -38.132         1.190      0.203        0.709        0.436
```

　　4. 不同策略和评估标准筛选的最优子集(√ 表示选中的变量)

表 3–1　向前(forward)选择结果

预测变量	筛选指标			
	调整 R^2	Cp	BIC	交叉验证
RIAGENDR	√	√	√	√
RIDAGEYR				
RIDRETH1	√	√	√	√
BMXHT	√	√	√	√
BMXARML				
BMXARMC	√	√	√	√
BMXWAIST	√	√	√	√

表 3–2　向后(backward)选择结果

预测变量	筛选指标			
	调整 R^2	Cp	BIC	交叉验证
RIAGENDR	√	√	√	√
RIDAGEYR				
RIDRETH1	√	√	√	√
BMXHT	√	√	√	√
BMXARML				
BMXARMC	√	√	√	√
BMXWAIST	√	√	√	√

表 3–3　逐步(seqrep)选择结果

预测变量	筛选指标			
	调整 R^2	Cp	BIC	交叉验证
RIAGENDR	√	√	√	
RIDAGEYR				
RIDRETH1	√	√	√	√
BMXHT	√	√	√	√
BMXARML				
BMXARMC	√	√	√	√
BMXWAIST	√	√	√	√

5. 使用最优子集拟合多元线性回归模型并进行共线性检验

```
fit <-lm(BMXWT ~ RIDRETH1 + BMXHT + BMXARMC + BMXWAIST,
        data = sub_dat)
library(car)
## 载入需要的程辑包:carData
vif(fit)
##                GVIF Df GVIF^(1/(2*Df))
## RIDRETH1 1.265712    4         1.029892
## BMXHT      2.597693  1         1.611736
## BMXARMC  9.410587    1         3.067668
## BMXWAIST 9.894883    1         3.145613
summary(fit)
##
## Call:
## lm(formula = BMXWT ~ RIDRETH1 + BMXHT + BMXARMC + BMXWAIST, data =
## sub_dat)
##
## Residuals:
##     Min    1Q  Median      3Q      Max
## -3.5335 -0.9032 -0.0438  0.6453  7.8689
##
## Coefficients:
##              Estimate Std. Error t value Pr(>|t|)
## (Intercept) -38.08910    0.84229 -45.221  < 2e-16 ***
## RIDRETH12    -0.31616    0.48061  -0.658  0.51140
## RIDRETH13    -0.03853    0.32199  -0.120  0.90487
## RIDRETH14     1.12604    0.36582   3.078  0.00237 **
## RIDRETH15    -0.10292    0.35674  -0.289  0.77326
## BMXHT         0.20256    0.01093  18.535  < 2e-16 ***
## BMXARMC       0.70637    0.10862   6.503 6.04e-10 ***
## BMXWAIST      0.43897    0.03786  11.595  < 2e-16 ***
## ---
## Signif. codes:  0 '***' 0.001 '**' 0.01 '*' 0.05 '.' 0.1 ' ' 1
##
## Residual standard error: 1.523 on 202 degrees of freedom
## Multiple R-squared:  0.9698, Adjusted R-squared:  0.9688
## F-statistic: 927.3 on 7 and 202 DF,  p-value: < 2.2e-16
```

结果显示,无论哪种策略的逐步回归和筛选标准,都可以很好地解决共线性问题。

第七节 全子集回归

逐步回归虽然可能会找到一个好的模型,但是不能保证模型就是最佳模型,因为不是每一个可能的模型都被评价了。为克服这个限制,便有了全子集回归。

全子集回归对所有预测变量的可能组合都拟合一个模型,然后根据某标准（如校正 R^2,Cp,BIC）从这些模型中筛选出最佳子集,所以,全子集回归要优于逐步回归。

校正 R^2 越接近 1,说明模型拟合得越优,模型测试误差越低;Cp,BIC 值越小,模型越优。不同的评估指标,筛选出的模型会存在差异。

R 全子集回归使用 leaps 包的 regsubsets( )函数,regsubsets( )函数没有 AIC 评估标准。对于误差为已知方差的高斯模型,化简似然函数便可知 AIC 等价于 Cp 准则。

从 p 个特征(预测变量)中任意选择 1 个,建立 C(p,1)个模型,从中选择最优的一个;

从 p 个特征中任意选择 2 个,建立 C(p,2)个模型,从中选择最优的一个;

…… ……

用全部 p 个特征建立 1 个模型;

共选出 p 个模型。

根据 Adjusted R^2、Cp、BIC 等评估标准,从上述选出的 p 个模型中选择一个最优模型。

若有 p 个解释变量,则存在 2^p 个可用于建模的变量子集,随着 p 值增大,全子集回归计算量明显增大,当有大量预测变量时,全子集回归运算速度较慢,适用于预测变量个数 $p<40$ 的情况。

regsubsets ( ) 函数的 method 参数有 4 个选择,"exhaustive", "backward", "forward", "seqrep" 使用参数 method=c"exhaustive",执行的是全子集回归。子集的最大数量默认 nvmax=8,预测变量数超过 8 时,要更改此参数。

1. 根据 adjr2 选择模型

```
library(leaps)
fit.exhaustive = regsubsets(BMXWT ~ ., data = sub_dat,
                            method = "exhaustive", nvmax = 12)
fit.e.sum = summary(fit.exhaustive)
plot(fit.exhaustive, scale = "adjr2")
```

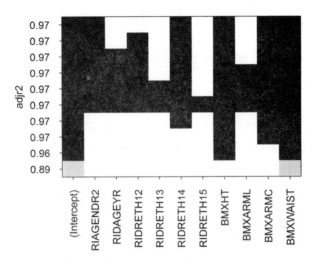

图 3-32　基于 exhaustive adjr2 选择模型的子集

```
coef(fit.exhaustive, which.max(fit.e.sum$adjr2)) #查看最优子集的回归系数
##    (Intercept) RIAGENDRFmale RIDRETH1Black         BMXHT        BMXARMC
##        -37.540        -0.616         1.061         0.202          0.712
##      BMXWAIST
##         0.433
```

2. 根据 Cp 选择模型

```
plot(fit.exhaustive, scale = "Cp")
```

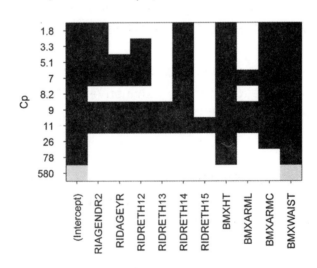

图 3-33　基于 exhaustive Cp 选择模型的子集

```
coef(fit.exhaustive, which.min(fit.e.sum$cp)) #查看最优子集的回归系数
##    (Intercept) RIAGENDRFmale RIDRETH1Black         BMXHT        BMXARMC
##        -37.540        -0.616         1.061         0.202          0.712
```

```
##      BMXWAIST
##       0.433
```

3. 根据 BIC 选择模型

```
plot(fit.exhaustive, scale = "bic")
```

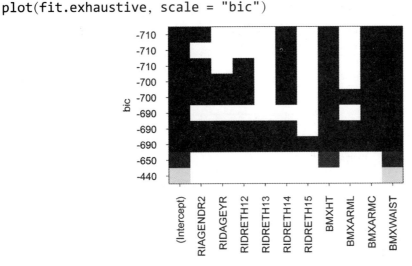

图 3–34　基于 exhaustive bic 选择的子集

```
coef(fit.exhaustive, which.min(fit.e.sum$bic)) #查看最优子集的回归系数
##    (Intercept) RIAGENDRFmale RIDRETH1Black        BMXHT        BMXARMC
##        -37.540         -0.616         1.061        0.202          0.712
##      BMXWAIST
##       0.433
```

4. 交叉验证

```
library(leaps)
k = 10
set.seed(1)
folds = sample(1:k, nrow(sub_dat), replace = TRUE)
cv.errors = matrix(NA, k, 8, dimnames = list(NULL, paste(1:8)))
predict = function(object, newdata, id , ...) {
  form = as.formula(object$call[[2]])
  mat = model.matrix(form, newdata)
  coefi = coef(object, id = id)
  xvars = names(coefi)
  mat[, xvars] %*% coefi
}
for (j in 1:k) {
  exhaustive.best.fit = regsubsets(BMXWT ~ .,
                                   data = sub_dat [folds != j, ],
```

```
                                    method = "exhaustive",
                                    nvmax = 12)
  for (i in 1:8) {
    pred = predict(exhaustive.best.fit, sub_dat[folds == j, ], id = i)
    cv.errors[j, i] = mean((sub_dat$BMXWT [folds == j] - pred) ^ 2)
  }
}
#cv.errors

mean.cv.errors = apply(cv.errors, 2, mean)
plot(mean.cv.errors, type = "b")
```

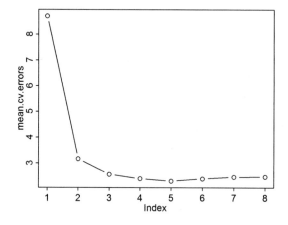

图 3-35　基于 exhaustive 交叉验证误差选择子集

```
exhaustive.reg.best = regsubsets(BMXWT ~ .,
                                 data = sub_dat,
                                 method = "exhaustive",
                                 nvmax = 12)
coef(exhaustive.reg.best, which.min(mean.cv.errors))
```

	(Intercept)	RIAGENDRFmale	RIDRETH1Black	BMXHT	BMXARMC
##	-37.540	-0.616	1.061	0.202	0.712
##	BMXWAIST				
##	0.433				

5. 不同策略和评估标准筛选的最优子集

表3-4　全子集回归选择结果

预测变量	筛选指标			
	调整 R^2	Cp	BIC	交叉验证
RIAGENDR	√	√	√	√
RIDAGEYR				
RIDRETH1	√	√	√	√
BMXHT	√	√	√	√
BMXARML				
BMXARMC	√	√	√	√
BMXWAIST	√	√	√	√

注:√ 表示选中的变量

由表3-1至表3-4可知,全子集回归各种评估标准筛选的最优子集和逐步回归相同。

第八节　Lasso 回归

多元线性回归模型中,如果预测特征数量太多,容易造成过拟合,使测试数据误差方差过大。简化模型是减小方差的一个重要途径。除了直接对特征筛选,也可以进行特征压缩,减少某些不重要的特征系数,系数压缩至 0 就可以舍弃该特征。

压缩估计方法基于全部 p 个预测变量进行模型拟合。在普通最小二乘线性回归的基础上加上正则项以对回归系数进行压缩惩罚,将回归系数往零的方向进行压缩,减少回归系数的方差。

Lasso 回归是通过最小化 $RSS+\lambda \sum_{j=1}^{p} |\beta_j|$ 对回归系数进行估计。当调节参数 λ 足够大时,L_1 惩罚项具有将其中某些系数的估计值强制设定为 0 的作用。因此,Lasso 回归完成了变量选择,得到了稀疏模型,即只包含所有变量的一个子集的模型。

```
library(foreign)
DEMO_J <- read.xport("E:\\DEMO_J.XPT")
BMX_J <- read.xport("E:\\BMX_J.XPT")
DEMOBMX <- merge(DEMO_J, BMX_J, by = "SEQN")
subDEMOBMX <-
  subset(DEMOBMX, RIDAGEYR <= 8, select = c(RIAGENDR,
```

```
            RIDAGEYR,
            RIDRETH1,
            BMXHT,
            BMXARML,
            BMXARMC,
            BMXWAIST,
            BMXWT))
subDEMOBMX <- within(subDEMOBMX, {
  RIAGENDR <- factor(RIAGENDR)
  RIDRETH1 <- factor(RIDRETH1)
})
dat <- na.omit(subDEMOBMX)
set.seed(6)#设置随机抽样种子
sub = sample(nrow(dat), round(nrow(dat) * 1 / 5))#round()四舍五入
sub_dat = dat[sub,]
```

1. R 语言 Lasso 回归实例

```
set.seed(6)#保证结果重现性
library(glmnet)
x = model.matrix(BMXWT ~ ., sub_dat)[,-1]#建立输入矩阵
y = sub_dat$BMXWT
cv.glm <- cv.glmnet(x, y, alpha = 1)
plot(cv.glm) # 交叉验证结果
```

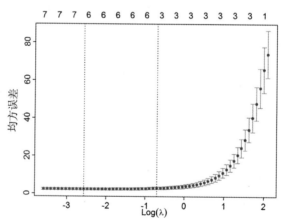

图 3-36　使用交叉验证误差选择 lambda

```
bestlambda = cv.glm$lambda.min#交叉验证中使得均方误差最小的 λ 值
bestlambda
## [1] 0.07723651
```

```
lambda1se = cv.glm$lambda.1se# 离最小均方误差一倍标准差的 λ 值
lambda1se
## [1] 0.4964819
Lasso.Modbest = glmnet(x, y, alpha = 1, lambda = bestlambda)
coef(Lasso.Modbest)# 提取 Lasso.Modbest 回归系数
## 11 x 1 sparse Matrix of class "dgCMatrix"
##                           s0
## (Intercept) -37.027660273
## RIAGENDR2     -0.502327669
## RIDAGEYR       .
## RIDRETH12      .
## RIDRETH13      .
## RIDRETH14      0.877635554
## RIDRETH15      .
## BMXHT          0.199393672
## BMXARML        0.007670865
## BMXARMC        0.715209879
## BMXWAIST       0.423953641
Lasso.Mod1se = glmnet(x, y, alpha = 1, lambda = lambda1se)
coef(Lasso.Mod1se) # 提取 Lasso.Mod1se 回归系数
## 11 x 1 sparse Matrix of class "dgCMatrix"
##                           s0
## (Intercept) -34.1998110
## RIAGENDR2      .
## RIDAGEYR       .
## RIDRETH12      .
## RIDRETH13      .
## RIDRETH14      .
## RIDRETH15      .
## BMXHT          0.1943702
## BMXARML        .
## BMXARMC        0.7140040
## BMXWAIST       0.3851566
```

表 3-5 Lasso 回归选择结果

预测变量	筛选指标	
	均方误差最小的 λ 值	离最小均方误差一倍标准差的 λ 值
RIAGENDR	√	
RIDAGEYR		
RIDRETH1	√	
BMXHT	√	√
BMXARML	√	
BMXARMC	√	√
BMXWAIST	√	√

注:√ 表示选中的变量

第四章 样条回归

第一节 多项式回归

多项式回归（polynomial regression）以简单线性回归预测变量 X 的幂 X, X^2, X^3 ……作为预测变量，进行最小二乘法拟合，是一种简单实用的表达数据非线性关系的模型。

$$y_i = \beta_0 + \beta_1 x_i + \beta_2 x_i^2 + \beta_3 x_i^3 + \cdots + \beta_d x_i^d$$

多项式阶数 d 的选择不宜过大，一般不大于 4，因为 d 越大，越容易出现过拟合。

1. 拟合简单线性回归模型、二阶多项式回归模型和三阶多项式回归模型

```
library(MASS)
x <- Boston$dis
y <- Boston$nox
df <- data.frame(x, y)
set.seed(4)#设置随机抽样种子
trains = sample(nrow(df), round(nrow(df) * 7 / 10))
df.train = df[trains,]#训练集数据
df.test = df[-trains,]#测试集数据
Linear_mod = lm(y ~ poly(x, 1), data = df.train)
summary(Linear_mod)
##
## Call：
## lm(formula = y ~ poly(x, 1), data = df.train)
##
## Residuals：
##      Min       1Q   Median       3Q      Max
## -0.12113 -0.05250 -0.01098  0.04657  0.23159
##
## Coefficients：
##               Estimate Std. Error t value Pr(>|t|)
## (Intercept)   0.554163   0.003853  143.82   <2e-16 ***
## poly(x, 1)   -1.670916   0.072499  -23.05   <2e-16 ***
```

```
## ---
## Signif. codes： 0 '***' 0.001 '**' 0.01 '*' 0.05 '.' 0.1 ' ' 1
##
## Residual standard error： 0.0725 on 352 degrees of freedom
## Multiple R-squared： 0.6014, Adjusted R-squared： 0.6003
## F-statistic：531.2 on 1 and 352 DF, p-value：< 2.2e-16
Linear_RG = predict(Linear_mod, df.train)
df.train$Linear_RG = Linear_RG
Quadratic_mod = lm(y ~ poly(x, 2), data = df.train)
summary(Quadratic_mod)
##
## Call：
## lm(formula = y ~ poly(x, 2), data = df.train)
##
## Residuals：
##       Min       1Q    Median       3Q       Max
## -0.137659 -0.044781 -0.008635  0.026379  0.204197
##
## Coefficients：
##              Estimate Std. Error t value Pr(>|t|)
## (Intercept)  0.554163   0.003318  167.00   <2e-16 ***
## poly(x, 2)1 -1.670916   0.062432  -26.76   <2e-16 ***
## poly(x, 2)2  0.694268   0.062432   11.12   <2e-16 ***
## ---
## Signif. codes： 0 '***' 0.001 '**' 0.01 '*' 0.05 '.' 0.1 ' ' 1
##
## Residual standard error： 0.06243 on 351 degrees of freedom
## Multiple R-squared： 0.7053, Adjusted R-squared： 0.7036
## F-statistic：   420 on 2 and 351 DF, p-value：< 2.2e-16
Quadratic_RG = predict(Quadratic_mod, df.train)
df.train$Quadratic_RG = Quadratic_RG
Cubic_mod = lm(y ~ poly(x, 3), data = df.train)
summary(Cubic_mod)
##
## Call：
## lm(formula = y ~ poly(x, 3), data = df.train)
##
## Residuals：
```

```
##          Min        1Q     Median        3Q        Max
## -0.115491 -0.040155 -0.009429   0.023530   0.197561
##
## Coefficients:
##                Estimate Std. Error t value Pr(>|t|)
## (Intercept)  0.554163    0.003244 170.835  < 2e-16 ***
## poly(x, 3)1 -1.670916    0.061033 -27.377  < 2e-16 ***
## poly(x, 3)2  0.694268    0.061033  11.375  < 2e-16 ***
## poly(x, 3)3 -0.253735    0.061033  -4.157 4.05e-05 ***
## ---
## Signif. codes:  0 '***' 0.001 '**' 0.01 '*' 0.05 '.' 0.1 ' ' 1
##
## Residual standard error: 0.06103 on 350 degrees of freedom
## Multiple R-squared:  0.7191, Adjusted R-squared:  0.7167
## F-statistic: 298.7 on 3 and 350 DF,  p-value: < 2.2e-16
Cubic_RG = predict(Cubic_mod, df.train)
df.train$Cubic_RG = Cubic_RG
dat = gather(
  df.train,
  key = "model",
  value = "value",
  c("Linear_RG", "Quadratic_RG", "Cubic_RG")
)
dat <-
  within(dat, {
    model <-
      factor (model, levels = c ("Linear_RG", "Quadratic_RG",
"Cubic_RG"))
  })
ggplot(dat) +
  geom_point(aes(x, y), color = "grey70") +
  geom_line(aes(
    x = x,
    y = value,
    linetype = model,
    colour = model
  ), linewidth = 1.0) +
  theme_bw() +
```

```
theme(legend.position = "bottom")
```

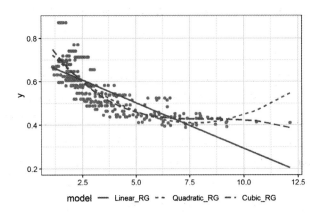

图 4-1　不同回归模型的拟合线

2. 最佳多项式阶数的选择

(1)10 折交叉验证选择最佳多项式阶数

```
library(boot)
all.deltas = rep(NA, 6)
for (i in 1:6) {
  glm.fit = glm(y ~ poly(x, i), data = df)
  all.deltas[i] = cv.glm(df, glm.fit, K = 10)$delta[2]
}
plot(
  x = 1:6,
  y =  all.deltas,
  ylab = "CV error",
  xlab = "Degree"
)
lines(x = 1:6,
      y =  all.deltas,
      pch = 20,
      cex = 1)
```

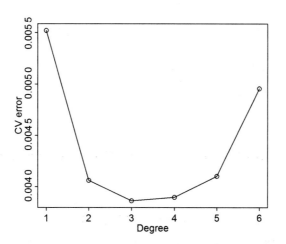

图 4-2 10 折交叉验证选择多项式阶数

```
which.min(all.deltas)
## [1] 3
library(ggpmisc);library(ggplot2)
formula <- y ~ poly(x, 3, raw = TRUE)
ggplot(df.train, aes(x, y)) +
  geom_point(color = "grey70") +
  stat_poly_line(formula = formula) +
  stat_poly_eq(mapping = use_label("eq"),
               eq.with.lhs = "italic(hat(y))~`=`~",
               formula = formula)
```

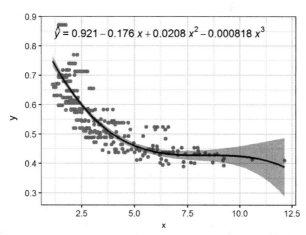

图 4-3 最佳阶数多项式模型拟合线

(2)验证集方法选择最佳多项式阶数

随机将数据集分为两个集合,一般情况下训练集和测试集按 7 : 3 划分,首先在训练集上拟合多个模型,用测试集评价这些模型,均方误差作为评价指标。

```
trainMES = rep(NA, 5)
for (i in 1:5) {
  lm.fit = lm(y ~ poly(x, i), data = df.train)
  trainMES [i] = mean(lm.fit$residuals ^ 2)
}
trainMES
## [1] 0.005226352 0.003864748 0.003682880 0.003682844 0.003621901
testMES = rep(NA, 5)
for (i in 1:5) {
  lm.fit = lm(y ~ poly(x, i), data = df.train)
  testMES [i] = mean((df.test$y - predict(lm.fit, df.test)) ^ 2)
}
testMES
## [1] 0.006048620 0.004414900 0.004176342 0.004174587 0.004230896
plot(trainMES,
     type = "o",
     xlab = "Degree",
     ylab = "MES")
points(testMES, col = "red", type = "o")
```

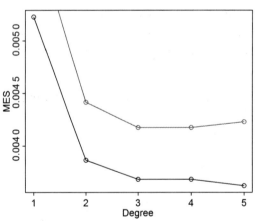

图 4-4　验证集方法选择最佳多项式阶数

　　如图 4-4 所示,当 Degree =1 时,训练误差和测试误差都很大,此时模型存在欠拟合问题;当 Degree >3 时,模型在训练集上的误差虽然还在下降,但在测试集上的误差却不降反升,此时,模型开始过拟合。当 Degree =3 时,训练误差和测试误差都很小,因此,取 3 作为多项式模型的最佳阶数。

　　在子集划分时设置种子,是为了保证结果的重现性,不同的子集划分方法,可能导致MES 不同,但对问题结论没有影响。

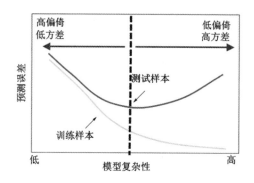

图4-5　测试样本和训练样本误差随模型的复杂性而变化

第二节　分段多项式回归

在多项式回归中,主要利用增加 X 的次数来构建非线性模型,对于大部分数据,一般 $d=4$ 就足够了,有一些情况,$d=4$ 依然不足以拟合实际的数据,需要更高的阶数。随着多项式阶数的增加,模型的复杂度也在迅速增加,容易使模型过拟合。因此,统计学家想出了一个新的方法,叫分段多项式回归,简单来说,就是将 X 切分成不同的取值区间(区段),在每一个区段分别构建多项式回归模型。假如定义 $d=3$,并且在 $x=c$ 这个点将 x 切分成两段,此时的回归模型是

$$Y=\begin{cases} \beta_{01}+\beta_{11}X_i+\beta_{21}X_i^2+\beta_{31}X_i^3+\varepsilon_i, \text{if } X_i<c \\ \beta_{02}+\beta_{12}X_i+\beta_{22}X_i^2+\beta_{32}X_i^3+\varepsilon_i, \text{if } X_i \geqslant c \end{cases}$$

节点(knots),将 x 在 $x=c$ 处一分为二。当某个分段多项式模型有 K 个节点时,就表明其有 $K+1$ 个不同的分段多项式回归模型。

自由度(简写为 df),就是某个模型中需要估计的参数的个数,以上述模型为例,在这个模型中,需要估计 8 个参数(两个截距,6 个系数),因此该模型的 $df=8$。

分段多项式回归是在 X 的不同区域拟合独立的低阶多项式模型,以此取代在 X 全部取值范围内拟合高阶多项式模型。

在 x=3 处,将数据集一分为二,切成两段,分别拟合 3 次多项式回归,有两个分段回归模型,拟合结果见图 4-6,整个模型在 x=3 处不连续。

```
fit1 <- lm(y ~ poly(x, 3), data = df.train, subset = (x <= 3))
fit2 <- lm(y ~ poly(x, 3), data = df.train, subset = (x > 3))
xlim1 <- range(min(df.train$x), 3)
x_grid1 <- seq(xlim1[1], xlim1[2], 0.05)
preds1 <- predict(fit1, newdata = list(x = x_grid1), se.fit = T)
xlim2 <- range(3, max(df.train$x))
x_grid2 <- seq(xlim2[1], xlim2[2])
```

```
preds2 <- predict(fit2, newdata = list(x = x_grid2), se.fit = T)
xlim <- range(df.train$x)
plot(
  df.train$x,
  df.train$y,
  xlim = xlim,
  col = 'gray',
  ylab = "y",
  xlab = "x"
)
lines(x_grid1, preds1$fit, lwd = 2, col = 'red')
lines(x_grid2, preds2$fit, lwd = 2, col = 'green')
abline(v = 3, lwd = 1, lty = 3)
```

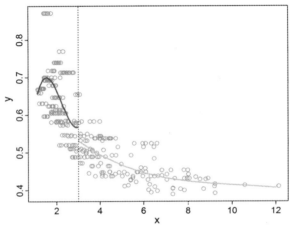

图 4-6　分段多项式模型拟合曲线

第三节　B 样条

　　分段多项式在节点处有跳跃,为了确保拟合曲线是连续的,需要添加约束条件来拟合分段多项式,使拟合曲线更光滑。

　　样条函数是具有 $m-1$ 个连续导数的 m 阶分段多项式。如三次样条函数指的就是具有连续性且一阶和二阶连续的三阶分段多项式。

　　样条本质是一个在全曲线上有限阶可导 / 连续的分段多项式。如果样条是基曲线的线性组合,则称为 B 样条(B-splines)。B 样条的缺点是在数据的开始和结尾处,由于数据量少,导致模型的预测方差很大, 95% 的置信区间比较宽。

　　样条曲线本质是一个分段多项式函数,此函数受限于某些控制点,称为 "节点",节点放置在数据范围内的多个位置,多项式的类型以及节点的数量和位置决定了样条曲线的类型。

如果使用 k 个节点拟合 n 次多项式需要 $k+n+1$ 个回归参数（包括截距）。在实践中,通常使用三次样条(即 3 次多项式),除截距外还需要 $k+3$ 个系数,对于回归样条来说, 需要在选择多个结点但会引起曲线急速变化和选择较少的结点令函数变得更平稳之间做出权衡。实践证明,令结点在数据上呈现均匀分布是一种比较有效的结点选择方式。这种方法的一种实现方式是,首先确定需要的自由度,然后依靠软件自动在数据的均匀分位数点上设置相应个数的结点。

在 bs()函数中,除了可以定义节点,也可以定义 df 来限制模型的光滑程度。当没有明确的节点时,就可以定义 df,比如 $df=7$,函数就会自动选择 3 个节点进行多次样条回归。另外该函数中还有一个参数, degree 是用来定义多次样条回归的次数的,默认是 3,即三次回归样条。

单节点 B 样条算法如下。

```
fit <- lm(y ~ splines::bs(x, knots = c(3)), data = df.train)
xlim <- range(df.train$x)
x_grid <- seq(xlim[1], xlim[2])
preds <- predict(fit, newdata = list(x = x_grid), se.fit = T)
plot(df.train$x,
  df.train$y,
  col = 'gray',
  cex.axis = 0.8,
  cex.lab = 0.8)
lines(x_grid, preds$fit)
abline(v = c(3), lty = 2, lwd = 1)
lines(x_grid, preds$fit + 2 * preds$se, lty = "dashed")
lines(x_grid, preds$fit - 2 * preds$se, lty = "dashed")
```

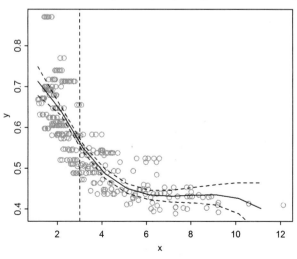

图 4-7　单节点 B 样条

第四节　自然样条

　　B 样条在 x 取值的两端,95% 的置信区间非常宽,预测的方差会非常大。为了解决这个问题,统计学家在 B 样条上又附加了边界约束:函数在边界区域应该是线性的,这里的边界区域指的是 X 的值比最小的结点处的值小或比最大的结点处的值大,目的就是为了使边界的预测更加准确。这种回归样条通常称为"自然样条"(natural spline)。与 B 样条相比,自然样条的置信区间更窄,尤其在 x 的两端,这表明自然样条在 x 的边界处得到的结果更加稳健。

　　splines 包中的 ns()函数拟合自然样条。该函数中的参数与 bs()中类似,唯一的区别在于 ns()函数中多了一个边界限制参数,即确定在 x 的哪个取值点对模型进行边界限制,默认是 x 的最大值和最小值。自然立方样条也称为限制性立方样条。

　　1. 单节点自然样条

```
fit <- lm(y ~ splines::ns(x, knots = c(3)), data = df.train)
xlim <- range(df.train$x)
x_grid <- seq(xlim[1], xlim[2])
preds <- predict(fit, newdata = list(x = x_grid), se.fit = T)
plot(
  df.train$x,
  df.train$y,
  col = 'gray',
  cex.axis = 0.8,
  cex.lab = 0.8,
  xlab = "x",
  ylab = "y"
)
lines(x_grid, preds$fit)
abline(v = c(3), lty = 2, lwd = 1)
lines(x_grid, preds$fit + 2 * preds$se, lty = "dashed")
lines(x_grid, preds$fit - 2 * preds$se, lty = "dashed")
```

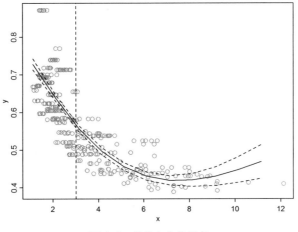

图 4-8　单节点自然样条

2. 10 折交叉验证选取自然样条回归的自由度

(1) 10 折交叉验证 CV 误差与自由度折线图

```
library(boot)
library(splines)
attach(df.train)
set.seed(2)
cv.errs = rep(NA, 16)
for (i in 3:16) {
  fit = glm(y ~ ns(x, df = i), data = df.train)
  cv.errs[i] = cv.glm(df.train, fit, K = 10)$delta[2]
}
which.min(cv.errs)
## [1] 8
plot(3:16, cv.errs[-c(1, 2)], lwd = 2, type = "l",
  xlab = "df", ylab = "CV error")
```

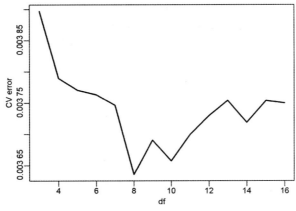

图 4-9　折交叉验证选取自然样条回归的自由度

（2）最佳模型的统计描述

```
library(boot)
library(splines)
attach(df.train)
set.seed(2)
cv.errs = rep(NA, 16)
for (i in 3:16) {
  fit = glm(y ~ ns(x, df = i), data = df.train)
  cv.errs[i] = cv.glm(df.train, fit, K = 10)$delta[2]
}
which.min(cv.errs)
## [1] 10
mod_ns = glm(y ~ ns(x, df = 10), data = df.train)
summary(mod_ns)
##
## Call：
## glm(formula = y ~ ns(x, df = 10), data = df.train)
##
## Coefficients：
##                   Estimate Std. Error t value Pr(>|t|)
## (Intercept)       0.627320   0.028379  22.105  < 2e-16 ***
## ns(x, df = 10)1   0.021049   0.028774   0.732 0.464955
## ns(x, df = 10)2   0.009691   0.036842   0.263 0.792678
## ns(x, df = 10)3  -0.026166   0.034474  -0.759 0.448371
## ns(x, df = 10)4  -0.130862   0.037491  -3.491 0.000545 ***
## ns(x, df = 10)5  -0.108308   0.034650  -3.126 0.001925 **
## ns(x, df = 10)6  -0.167947   0.036323  -4.624 5.35e-06 ***
## ns(x, df = 10)7  -0.175999   0.032690  -5.384 1.36e-07 ***
## ns(x, df = 10)8  -0.263413   0.028892  -9.117  < 2e-16 ***
## ns(x, df = 10)9  -0.105238   0.069919  -1.505 0.133211
## ns(x, df = 10)10 -0.283438   0.050253  -5.640 3.56e-08 ***
## ---
## Signif. codes：0 '***' 0.001 '**' 0.01 '*' 0.05 '.' 0.1 ' ' 1
##
## (Dispersion parameter for gaussian family taken to be 0.003506296)
##
##     Null deviance：4.6421  on 353  degrees of freedom
## Residual deviance：1.2027  on 343  degrees of freedom
```

```
## AIC: -983.8
##
## Number of Fisher Scoring iterations: 2
```
（3）最佳模型的拟合曲线
```
library(ggplot2)
ggplot(df.train, aes(x, y)) +
  geom_point(colour = "grey70") +
  geom_smooth(method = 'lm',
formula = y ~ splines::ns(x, 10)) +
  theme_bw()
```

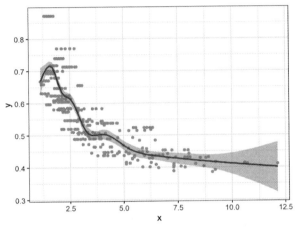

图 4-10　最佳模型的拟合曲线

3. 验证集方法选取自然样条的自由度
```
library(splines)
attach(df.train)
cv.errors <- vector()
for (i in 3:16) {
  set.seed(1)
  fit = glm(y ~ ns(x, df = i), data = df.train)
  cv.errors <-
    c(cv.errors, mean((predict(fit, df.test) - df.test$y) ^ 2))
}
best.i <- which.min(cv.errors)
best.i
## [1] 10
plot(1:14, cv.errors, lwd = 1.5,  type = "l",
  xlab = "df", ylab = "CV error")
points(1:14,
```

```
        cv.errors,
        pch = 20,
        cex = 0.75,
        col = "blue")
points(x = best.i,
    y = cv.errors[best.i],
    pch = 20,
    cex = 1,
 col = "red")
```

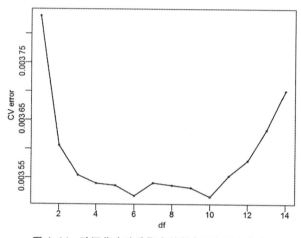

图 4-11　验证集方法选取自然样条回归的自由度

　　自然三次样条也称限制性立方样条（restricted cubic spline）。在 *Regression Modeling Strategies* 这本书中，Harrell 建议节点数为 4 时，模型的拟合效果较好，即同时可以兼顾曲线的平滑程度以及避免过拟合造成的精确度降低。当样本量较大时，5 个节点是更好的选择。小样本（$n<30$）可以选择 3 个节点。

　　4. 使用 rms 包的 rcs() 函数拟合限制性立方样条

```
library(MASS)
x <- Boston$dis
y <- Boston$nox
df <- data.frame(x, y)
library(rms)
mod_rcs <- lm(y ~ rcs(x, 5), data = df)
summary(mod_rcs)
##
## Call：
## lm(formula = y ~ rcs(x, 5), data = df)
##
## Residuals：
```

```
##      Min      1Q   Median      3Q      Max
## -0.12984 -0.04044 -0.00895  0.02462  0.19052
##
## Coefficients：
##              Estimate Std. Error t value Pr(>|t|)
## (Intercept)   0.82310    0.03015  27.297  < 2e-16 ***
## rcs(x, 5)x   -0.08056    0.01653  -4.873 1.48e-06 ***
## rcs(x, 5)x'  -0.53469    0.32537  -1.643  0.10094
## rcs(x, 5)x'' 1.41545    0.63912   2.215  0.02723 *
## rcs(x, 5)x''' -1.20703   0.40254  -2.999  0.00285 **
## ---
## Signif. codes：ro '***' 0.001 '**' 0.01 '*' 0.05 '.' 0.1 ' ' 1
##
## Residual standard error：0.06134 on 501 degrees of freedom
## Multiple R-squared：0.722,  Adjusted R-squared：0.7198
## F-statistic：325.3 on 4 and 501 DF,  p-value：< 2.2e-16
library(ggplot2)
ggplot(df, aes(x, y)) +
  geom_point(color = "grey50") +
  geom_smooth(
    method = "lm",
    formula = y ~ rcs(x, 5),
    se = T,
    color = "red"
  ) +
  theme_bw()
```

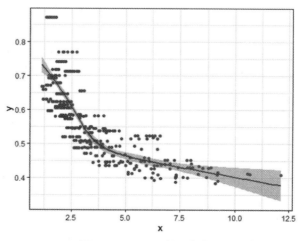

图 4-12 rcs()函数拟合曲线

第五节　光滑样条

　　光滑样条(smoothing spline)与回归样条类似,但产生机理略有不同,一般是通过最小化一个带光滑惩罚项的残差平方和的式子来得到光滑样条的结果。

　　光滑样条将每一个不同的 x_i 都设为结点的自然三次样条。调节参数 λ 控制光滑样条的粗糙度,同时也控制着有效自由度。λ 的值允许从 0 增加到 ∞。

　　在拟合光滑样条时,不需要事先选择结点的个数或者位置,每一个训练观测点都有一个结点。

　　光滑样条使用 smooth.spline()函数。

```
library(boot)
library(splines)
attach(df.train)
xlim <- range(df.train$x)
plot(df.train$x, df.train$y, xlim = xlim, cex = .5,
     col = "darkgrey")
fitSmo = smooth.spline(df.train$x, df.train$y)
fitSmo$df
## [1] 15.65462
lines(fitSmo, col = "red", lwd = 2)
```

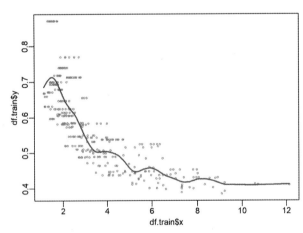

图 4-13　光滑样条拟合线

第六节 局部加权回归

  局部加权回归是非参数方法,它是把样本划分成一个个小的区间,对区间内的样本拟合多项式回归曲线,不断重复这个过程得到在不同区间的加权回归曲线,最后再把这些回归曲线的中心连在一起合成完整的回归曲线。

  在 R 中 loess {stats}函数是以 lowess 函数为基础的更复杂、功能更强大的函数。span 为 alpha 参数,是 (0,1] 中的一个值,表示用于局部回归的观测值的比例。loess 算法使用三次方权重函数对 x_0 的局部邻域中的每个点进行加权。权重函数对接近 x_0 的观测值赋予更大的权重,而对距离较远的观测值赋予较小的权重。

  参数 span 可以控制拟合曲线的平滑度。如果选择的跨度太小,x_0 附近的数据将不足以进行精确拟合,从而导致较大的方差。如果选择的跨度太大,回归将被过度平滑,导致信息丢失,从而产生很大的偏差。

  loess {stats}函数默认跨度 alpha=0.75 ,多项式次数 = 2,可以通过选择跨度和多项式次数的设置来权衡偏差和方差。

#10 折交叉验证选择最佳 span,如图 4-14 所示。

```
span.seq <-
  seq(from = 0.15, to = 0.95, by = 0.05) #explores range of spans
k <- 10 #number of folds
attach(df.train)
set.seed(1) # replicate results
folds <- sample(x = 1:k,
                size = length(x),
                replace = TRUE)
cv.error.mtrx <- matrix(rep(x = NA, times = k * length(span.seq)),
                        nrow = length(span.seq),
                        ncol = k)
for (i in 1:length(span.seq)) {
  for (j in 1:k) {
    loess.fit <- loess(formula = y ~ x,
            data = df.train[folds != j,],
            span = span.seq[i])
    preds <-
      predict(object = loess.fit, newdata = df.train[folds == j,])
    cv.error.mtrx[i, j] <-
```

```
        mean((df.train$y[folds == j] - preds) ^ 2, na.rm = TRUE)
    }
}
cv.errors <- rowMeans(cv.error.mtrx)
best.span.i <- which.min(cv.errors)
best.span.i
## [1] 5
span.seq[best.span.i]
## [1] 0.35
plot(x = span.seq, y = cv.errors, type = "l", col = "darkgrey")
points(x = span.seq, y = cv.errors, pch = 20,
    cex = 0.75, col = "blue")
points(x = span.seq[best.span.i], y = cv.errors[best.span.i],
    pch = 20, cex = 1, col = "red")
library(ggplot2)
```

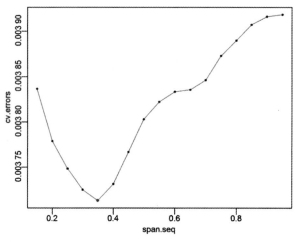

图 4-14 10 折交叉验证选择最佳 span

```
ggplot(df.train, aes(x, y)) +
    geom_point(colour = "grey70") +
    geom_smooth(span = span.seq[best.span.i]) +
    theme_bw()
```

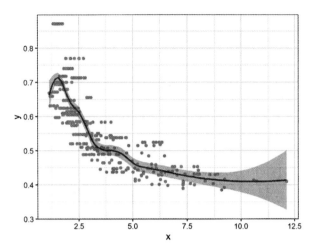

图 4-15　局部回归拟合曲线

\# 不同跨度的局部回归拟合曲线，如图 4-16 所示。

```
ggplot(df.train, aes(x, y)) +
  geom_point(colour = "grey70") +
  geom_smooth(span = 0.35, se = F, col = "blue") +
  geom_smooth(span = 0.75, se = F, col = "red") +
  annotate("rect", xmin = 8.5, xmax = 12.2,
    ymin = 0.85, ymax = 0.9, fill = "white", col = "grey") +
  annotate('text', x = 9.5, y = 0.89, label = '—',
    colour = "blue", size = 6) +
  annotate('text', x = 10.7, y = 0.89,label = 'span=0.35' ,
    size = 4) +
  annotate('text', x = 9.5, y = 0.87, label = '—', colour = "red",
    size = 6) +
  annotate('text', x = 10.7, y = 0.87, label = 'span=0.75',
    size = 4) +
  theme_bw()
```

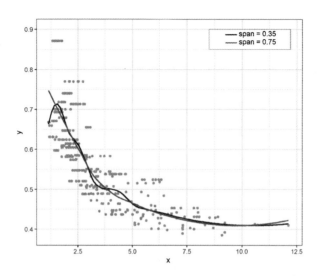

图 4-16　不同跨度的局部回归拟合曲线

参数 span =0.35 和 span =0.75，是说局部回归时使用了预测点的邻域分布包括了 35%和 75%的数据，span 越大，拟合的模型越光滑。

```
loess.fit <- loess(formula = y ~ x, data = df.train,
                   span = 0.35)
pred <- predict(loess.fit, df.test)
mean((pred - df.test$y) ^ 2)
```
[1] 0.00349938
\# 验证集方法选择最佳 span，如图 4-17 所示。
```
span.seq <-
  seq(from = 0.15, to = 0.95, by = 0.05) #explores range of spans
cv.errors <- vector()
for (i in 1:length(span.seq)) {
  loess.fit <- loess(formula = y ~ x,
                     data = df.train,
                     span = span.seq[i])
  cv.errors <-
    c(cv.errors, mean((predict(
      loess.fit, df.test
    ) - df.test$y) ^ 2))
}

best.span.i <- which.min(cv.errors)
best.span.i
## [1] 6
```

```
span.seq[best.span.i]
## [1] 0.4
plot(x = span.seq, y = cv.errors, type = "l", col = "darkgrey")
points(x = span.seq, y = cv.errors, pch = 20,
  cex = 0.75, col = "blue")
points(x = span.seq[best.span.i], y = cv.errors[best.span.i],
  pch = 20, cex = 1, col = "red")
```

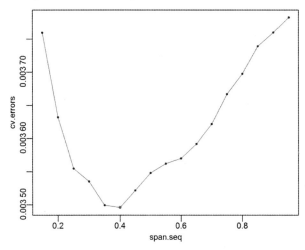

图 4–17　验证集方法选择最佳 span

第七节　多元自适应回归样条

　　多元自适应回归样条(multivariate adaptive regression splines,简称 MARS)是由 Jerome H. Friedman 于 1991 年提出的。该方法以样条函数的张量积作为基函数,而且基函数生成过程完全不需要人工操作。所以相比于其他方法,MARS 不仅具有很强的自适应性,而且对模型预测的精度也比较高,具备很多响应面模型所不具备的多维大样本数据处理优势。

　　MARS 综合了投影追踪法和递归分区法的优点,并引入了样条作为基函数。该方法并不要求空间划分是不相交的,只要它们的并集能覆盖整个取值空间即可,每个小的划分区域对应一个系数,输入变量 $x*$ 落入区域对应系数与其基函数乘积的线性和就是它的预测值,这样可得到连续的函数估值,而且对于只有少数几个变量具有交互作用的情形,该方法具有更大的弹性。重要的是,该方法容易确定各个变量的累加贡献和多个不同变量的交互作用。

　　MARS 利用代理的特征来取代原始的预测变量。对每一个预测变量创建两个不同的版本以输入模型。对于切分点的决定,每个预测变量的每个取值都是一个备选方案。给定变量和切分点后,用生成的两个特征建立线性回归模型,并计算相应的模型误差。于是使得误差达到最小的那个变量(切分点)组合将用于之后的建模。这种变换的特征可以使大量的线性回归在计算上得以实施。在一些 MARS 算法的实现中,包括在此介绍的方法,还会将普通的线性项(即不包括铰链函数)的表现考虑进去。 当利用最开始的两个特征建立初始模型后,算法会进行另一轮穷举搜索,即给定已有的特征,来寻找下一组拟合最好的特征。这一过程将不断继续,直到满足某种停止准则(可以由用户设定)。

当完整的特征集合被建立以后,算法将按顺序移除那些对模型没有显著贡献的特征。这一"修剪"过程会对每一个预测变量进行评价,并估计加入该变量后模型误差的减小值。修剪的过程并不是按照之前特征添加的顺序逆向进行的, 在过程开始阶段重要的特征可能会被移除,而在最后添加进模型的特征反而可能被保留。要衡量每个特征对模型的贡献可以使用 GCV 统计量,GCV 是线性模型中对留一交叉验证误差的一个近似。在决定模型中特征的重要性时,GCV 相对于直接计算的误差能产生更好的估计。被移除的特征的数量可以手动指定,也可以作为一个调优参数用其他重抽样的方法进行优化。

上述过程是对可加 MARS 模型的一个描述,其中每个代理特征只是单个预测变量的函数。MARS 还可以建立其他的模型,其中每个特征包含了多个预测变量。在二阶 MARS 模型中,算法依旧会先搜索单个项,然后在建立初始的特征配对后,继续进行另一轮搜索,以创建新的切分,来与原始的特征进行配对。假设第一对铰链函数是 A 和 B。那么这一过程就是要寻找铰链函数 C 和 D,以使得它们与 A 的乘积可以使模型有一定的提升。模型中将包括 A, $A \times B$ 和 $A \times C$。同样的过程可以对特征 B 进行。如果额外的项不能对模型进行提升,算法将不会包括这些额外的项。同时,修剪阶段也可能会移除这些额外的项。对于每次包含了两项或更多项的 MARS 模型,在预测阶段偶尔会出现一定的不稳定性,即对某些样本的预测会不准确。这一问题并不会在可加 MARS 模型中出现。

MARS 模型共有两个调优参数,即添加进模型的特征的阶数和保留的特征的项数。后一个参数可以通过默认的修剪过程(利用 GCV)自动选择,也可以由用户设定,或利用外部重抽样技术决定。一阶模型和二阶模型在 RMSE 上只有很小的差别。

构建 MARS 模型使用 earth(),以样条函数的张量积作为基函数,分两个阶段构建模型:前向 / 正向传递和后向 / 反向传递,类似于树模型的生长和修剪。前向选择过程是对输入的样本数据进行划分处理,用样条函数代替划分的小区间拟和得到新的基函数,从一个仅包含等于响应值平均值的截距项的模型开始, 然后它评估每个预测器以找到由镜像铰链函数的相对边组成的基函数对,从而最大程度地改善模型误差。MARS 重复该过程,直到它达到预定义的术语限制或错误改进达到预定义的限制。在前向过程中,通过自适应的选取节点对数据进行分割,每选取一个节点就生成两个新的基函数,前向过程结束后生成一个过拟合的模型;后向剪枝过程在保证模型准确度的前提下,对所产生的基函数进行筛选处理,剔除对模型拟合贡献较小的基函数,以避免出现过拟合情况,最后选取一个最优的模型作为回归模型。

MARS 通过根据广义交叉验证 (GCV) 标准删除项来概括模型。GCV 是一种正则化形式:它权衡拟合优度与模型复杂性。其优点在于能够处理数据量大、维度高的数,而且计算快捷、模型精确。

MARS 使用形如 $(x-t)+$ 和 $(t-x)+$ 的分段线性基函数展开式。"+"表示正的部分。每个函数是分段线性的,纽结在值 t 上,这些是线性样条。

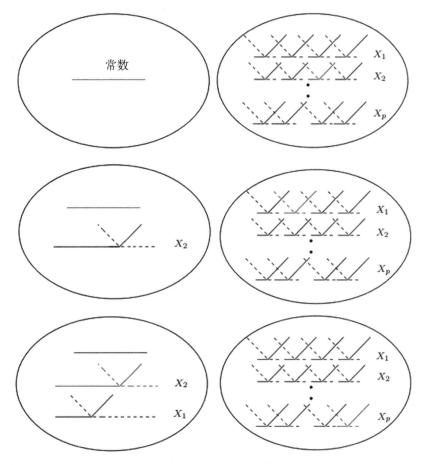

图 4-18 MARS 前向模型建立过程示意图

左侧是当前模型中的基函数:初始时,它是常量函数 $h(X)=1$。右侧是在构造模型时需要考虑的全部候选基函数。它们是分段线性函数对,纽结 t 在每个预测 X_j 的全部唯一观测值 x_{ij} 上。在每一步,考虑候选对与模型中基函数的所有积,将最大程度降低残差的积添加到当前模型中。

交叉积的阶设置上限为 2,允许分段线性函数的两两乘积(交互项),但不允许三路或更多路乘积。交叉积的阶为 1,将产生加法模型。

由于模型是过拟合的,需要运用向后删除,同样类似于向后逐步线性回归,逐步删掉选取的基函数。在每一次删除中,需要使删掉的项让残差平方和增长最小。

```
library(foreign)
DEMO_J <- read.xport("D://DEMO_J.XPT")
DEMO <- DEMO_J[, c("SEQN", "RIAGENDR", "RIDAGEYR")]
DEMO <- within(DEMO, {
  RIAGENDR <- factor(RIAGENDR, labels = c("Male", "Fmale"))
```

```
})
BMX_J <- read.xport("D://BMX_J.XPT")
BMX <- BMX_J[, c("SEQN", "BMXWT", "BMXBMI", "BMXHT",
                 "BMXWAIST", "BMXARML", "BMXARMC")]
DB <- merge(DEMO, BMX)
Db <- subset(DB[, c(3:9)], RIDAGEYR < 8) # 选取 2-7 岁儿童数据子集
Db <- na.omit(Db)# 删除缺失值
trains = sample(nrow(Db), round(nrow(Db) * 9 / 10))
df.train = Db[trains,]# 训练集数据
df.test = Db[-trains,]# 测试集数据
library(earth)
earth.mod <- earth(BMXWT ~ ., data = df.train)
plotmo(earth.mod)
##  plotmo grid：    RIDAGEYR BMXBMI BMXHT BMXWAIST BMXARML BMXARMC
##                          4   16.2   109     52.5    22.5    17.5
summary(earth.mod, digits = 2, style = "pmax")
## Call：earth(formula=BMXWT~., data=df.train)
##
## BMXWT =
##    25
##    -   1.2 * pmax(0,       19 -   BMXBMI)
##    + 0.73 * pmax(0,   BMXBMI -       19)
##    - 0.34 * pmax(0,      118 -    BMXHT)
##    + 0.43 * pmax(0,    BMXHT -      118)
##   + 0.041 * pmax(0,      61 - BMXWAIST)
##    + 0.26 * pmax(0, BMXWAIST -       61)
##    + 0.68 * pmax(0,       16 -  BMXARMC)
##    + 0.14 * pmax(0,  BMXARMC -       16)
##
## Selected 9 of 9 terms, and 4 of 6 predictors
## Termination condition：RSq changed by less than 0.001 at 9 terms
## Importance：BMXHT, BMXWAIST, BMXBMI, BMXARMC, RIDAGEYR-unused, ...
## Number of terms at each degree of interaction：1 8 (additive
model)
## GCV 0.19   RSS 141   GRSq 1   RSq 1
summary(earth.mod)
## Call：earth(formula=BMXWT~., data=df.train)
##
```

```
##              coefficients
## (Intercept)      25.4154483
## h(19.3-BMXBMI)   -1.1917988
## h(BMXBMI-19.3)    0.7254829
## h(118.2-BMXHT)   -0.3384403
## h(BMXHT-118.2)    0.4330127
## h(61.1-BMXWAIST)  0.0409894
## h(BMXWAIST-61.1)  0.2637592
## h(15.5-BMXARMC)   0.6844928
## h(BMXARMC-15.5)   0.1410260
## Selected 9 of 9 terms, and 4 of 6 predictors
## Termination condition: RSq changed by less than 0.001 at 9 terms
## Importance: BMXHT, BMXWAIST, BMXBMI, BMXARMC, RIDAGEYR-unused, ...
## Number of terms at each degree of interaction: 1 8 (additive
model)
## GCV 0.1871272    RSS 141.1625    GRSq 0.9954751    RSq 0.9956573
pred <- predict(earth.mod, df.test)
mean((pred - df.test$BMXWT) ^ 2)
## [1] 0.1679209
marsGrid <- expand.grid(.degree = 1:2, .nprune = 2:7)
library(caret)
```

degree,最大交互程度, 默认值为 1,表示构建一个加法模型(即没有交互项)。

nprune,修剪模型中的最大项数(包括截距), 默认为 NULL。

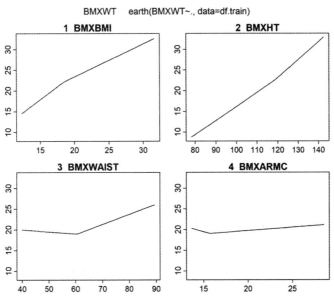

图 4-19 连续预测变量的可加 MARS 模型

图 4-19 展示了具有连续预测变量的可加 MARS 模型的可解释性。在每一个面板中,折线表示的是当其他变量固定在均值时该变量的预测曲线。模型可加性的本质使得预测变量可以分隔开加以考虑,改变其他预测变量的取值不会影响该变量曲线的形状,而只是改变 y 轴上曲线的起始取值。最终的预测结果是每一条曲线的加总。上述面板从上到下按照变量对模型的重要性排序。

```
marsTuned <- train(
  BMXWT ~ .,
  data = df.train,
  method = "earth",
  tuneGrid = marsGrid,
  trControl = trainControl(method = "cv")
)
marsTuned
## Multivariate Adaptive Regression Spline
##
## 788 samples
##   6 predictor
##
## No pre-processing
## Resampling: Cross-Validated (10 fold)
## Summary of sample sizes: 710, 711, 710, 709, 709, 709, ...
## Resampling results across tuning parameters:
##
##   degree  nprune  RMSE       Rsquared   MAE
##   1       2       3.2824151  0.7353328  2.4805738
##   1       3       2.3373084  0.8657013  1.8200584
##   1       4       1.4351186  0.9482408  1.0858335
##   1       5       0.6619740  0.9900162  0.3872689
##   1       6       0.5019656  0.9942097  0.3219681
##   1       7       0.4625517  0.9950648  0.3059379
##   2       2       3.1103738  0.7610106  2.3533493
##   2       3       2.2692467  0.8710132  1.6962307
##   2       4       1.6004513  0.9333826  1.0984909
##   2       5       0.6120946  0.9909108  0.3793247
##   2       6       0.3532678  0.9970186  0.2434073
##   2       7       0.2373791  0.9986626  0.1609789
##
## RMSE was used to select the optimal model using the smallest
```

value.

The final values used for the model were nprune = 7 and degree = 2.

varImp(marsTuned)# varImp{caret}

earth variable importance

##

Overall

BMXHT   100

BMXBMI   100

BMXARMC   0

earth.mod <- earth(BMXWT ~ ., data = df.train, degree = 2)

plotmo(earth.mod)

plotmo grid: RIDAGEYR BMXBMI BMXHT BMXWAIST BMXARML BMXARMC

4   16.2   109   52.5   22.5   17.5

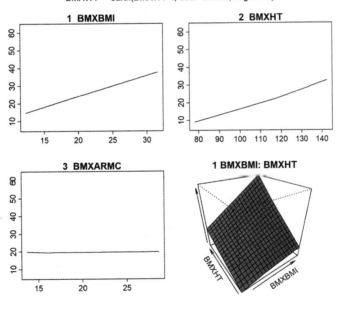

图 4-20 二阶 MARS 模型

summary(earth.mod)

Call: earth(formula=BMXWT~., data=df.train, degree=2)

##

coefficients

(Intercept)   26.7217891

h(19.3-BMXBMI)   -1.3879239

h(BMXBMI-19.3)   1.4148150

```
## h(118.2-BMXHT)                        -0.3984318
## h(BMXHT-118.2)                         0.4923839
## h(15.5-BMXARMC)                        0.2239485
## h(18.8-BMXBMI) * h(BMXHT-118.2)       -0.0261427
## h(BMXBMI-18.8) * h(BMXHT-118.2)        0.0231809
## h(19.5-BMXBMI) * h(118.2-BMXHT)        0.0191120
## h(BMXBMI-19.5) * h(118.2-BMXHT)       -0.0250772
##
## Selected 10 of 11 terms, and 3 of 6 predictors
## Termination condition: Reached maximum RSq 0.9990 at 11 terms
##    Importance:  BMXBMI,   BMXHT,   BMXARMC,   RIDAGEYR-unused,
BMXWAIST-unused, ...
## Number of terms at each degree of interaction: 1 5 4
## GCV 0.01833607    RSS 13.59988    GRSq 0.9995566    RSq 0.9995816
```

第五章 非条件二分类 logistic 回归

第一节 概 述

Logistic 回归是传统机器学习中的一种分类模型，属于广义线性模型(generalized linear model) 的一种，最早由 Nelder 与 Wedderburn 在 1972 年于 *Journal of Royal Statistical Society* 上发表。其中的非条件二分类 logistic 回归最常用,这里的非条件指的是非匹配设计,二分类指的是因变量为二分类变量。

Logistic 回归模型不直接对响应变量 Y 建模,而是使用分对数(logit)函数作为联结函数,把 Y 与 X 间的非线性关系转换成线性关系,

当因变量 Y 是二分类变量时, 用取值 1 和 0 表示。

假定有 m 个自变量 $X_1,X_2,\cdots,X_m$,二分类 logistic 回归模型的基本形式可表达为

$$\mathrm{logit}(p)=\ln\frac{p}{1-p}=\beta_0+\beta_1x_1+\beta_2x_2+\cdots+\beta_mx_m+e$$

式中, $\frac{p}{1-p}$ 是"1"发生的概率与不发生的概率之比值, 称为发生比(odds,或优势)。$\ln\left(\frac{p}{1-p}\right)$ 称为对数发生比(log odds)或分对数。对数发生比与自变量之间为线性关系,如图 5-1 所示。

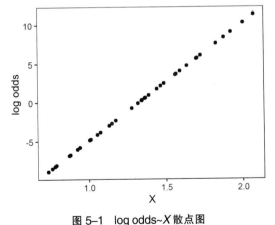

图 5-1 log odds~*X* 散点图

一、Logistic 回归的用途

Logistic 回归的用途极为广泛，几乎已经成了流行病学和医学统计中最常用的分析方法。

①寻找危险因素,一般可以通过优势比发现危险因素;

②预测不同的自变量情况下,发生某种情况的概率有多大;

③进行判别分析。

二、Logistic 回归的特点

①因变量为二分类变量;

②因变量和自变量之间不存在线性关系;

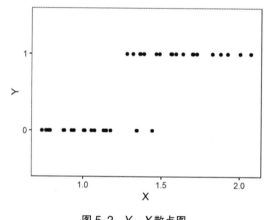

图 5-2 $Y \sim X$ 散点图

③一般线性回归模型需要假设独立同分布、方差齐性等,Logistic 回归模型不需要;

④Logistic 回归的自变量可以是连续变量、分类变量和虚拟变量;

⑤参数(偏回归系数)使用最大似然估计法计算。其基本思想是,寻找偏回归系数的估计,使得预测概率(似然函数值)最大可能地与观测情况接近。

【知识链接】

广义线性模型(generalized linear model)是通过联结函数建立响应变量的数学期望值与线性组合的预测变量之间的关系,是线性模型的扩展。

联结函数为 $\ln\frac{p}{1-p}$ 的广义线性模型为对数单位模型 (logit model),logit 是 log unit(对数单位)的简写。

三、使用 Logistic 回归,需要满足以下条件

①因变量为二分类数值型变量,服从二项分布;

②对数概率比 Logit(P)和自变量 X 之间存在线性关系;

③自变量 X 的观测过程是随机的,以保证观测值之间相互独立;

④自变量 X 之间无严格线性关系;

⑤Logit 模型误差项期望值为 0;

⑥各观测对象间相互独立;

⑦数据集没有明显的离群点、杠杆点和强影响点;

⑧有效样本量根据二分类结局中两类结果观察数的最小值而定,例数较少类的因变

量例数为自变量个数的 10~15 倍,且两组的人数最好大于 30 例。

例如:基于 200 例研究对象开展分析,120 例发生高血压,80 例未发生高血压。两类结果中, 80 是较小值。因此有效样本量是 80 例,按照 10 EPV 原则,logistic 只允许 8 个自变量同时进入模型。哑变量以及交互效应存在时,自变量个数有所增加。如果一个分类变量类别越多,形成的自变量个数越多。多分类自变量其哑变量的参照水平频数至少为 30。

Logistic 回归模型对于稳健标准误不作要求,即不考虑模型误差项异方差问题。

四、10 倍 EPV 原则

10 倍 EPV 原则(events per variable):每个变量对应 10 个阳性事件。当结果阳性事件更多时则是阴性事件满足 10EPV。

Peduzzi 等人做了一个数据模拟实验,首先,来看这篇论文的第一张表格(Table 1):

TABLE 1. Summary statistics of baseline risk factors in original complete group

Factor	Prevalence	Multivariable logistic regression estimates			
		Coefficient	Standard error	Wald *p* value	Odds ratio
Intercept		−1.86	0.24	<0.01	
ST depression	0.25	0.46	0.19	0.02	1.59
History of hypertension	0.29	0.52	0.19	<0.01	1.67
NYHA Class III or IV	0.59	0.28	0.17	0.11	1.32
History of CHF	0.07	0.51	0.33	0.12	1.67
History of diabetes	0.13	0.56	0.25	0.02	1.75
Number of vessels diseased					
1	0.14	0.33	0.12	<0.01	1.39
2	0.32				
3	0.54				
Abnormal left ventricular contractility	0.50	0.61	0.17	<0.01	1.85

Global chi-square score statistic with 7 degrees of freedom = 56.7, *p* < 0.01.

图 5-3 logistic 回归描述性统计

图片来源:Peduzzi et al. *A Simulation Study of the Number of Events per Variable in Logistic Regression Analysis.* J Clin Epidemiol Vol. 49, No. 12, pp. 1373-1379, 1996.

上述数据来自一项稳定性心绞痛的研究,共含有 673 例病人,在 10 年的随访中,共有 252 例死亡。为了探索哪些因素与死亡有关,研究者们建立了一个 logistic 回归,纳入了 7 个自变量,相应的结果见图 5-3。

根据上述信息,可以计算出该论文中 EPV = 252/7 =36。

为了研究不同 EPV(样本量不同,自变量个数保持不变)对回归系数的影响,作者对原数据进行重新抽样(500 次),从而将 EPV 分成了 6 组,分别为 25, 20, 15, 10, 5, 2 (即样本量从大到小)。之后在各个组中建立 logistic 回归模型,将所得到的回归系数作频率分布图,随着 EPV 降低,回归系数的分布逐渐变得分散以及矮小,不再往原数据中"真实"的回归系数(图 5-3 中 CHF 的回归系数: 0.51,即图中的虚线部分)汇聚,尤其是当 EPV < 10 后更加显著。而 EVP ≥ 10 的时候,回归系数能够较好地汇聚在 0.51,提示所计算的回归模型也较准确,这就是神奇数字"10"的由来。

当 EPV=25 时,回归系数的范围为 -0.67~1.71。但是,当 EPV=5 时,回归系数的范围扩大到 -0.85~2.75。因此,随着 EPV 的变小(样本量变小),回归系数的估算也变得更加不稳定(不精确)。

EPV 与相对偏移(relative bias)之间的关系,大体上的趋势为:当 EPV 较小时,7 个变量的偏移程度较大。如 EPV= 2 时,CHF 的回归系数被高估了将近 30%;而随着 EPV 的增加,7 个变量的相对偏移逐渐往 0 靠近,即越来越小!

关于 Z 值(Z-statistic = 回归系数 / 标准误;简单来说,Z 值越大,表示越有统计学意义)是否大于 1.28:随着 EPV 增加,模拟数据中 Z 值大于 1.28 的比例也随之增加。

结论:当 EPV<10,回归系数的计算将会变得不稳定,有些被高估,而有些则被低估,从而可能导致错误的结论。当 EPV ≥ 10,回归系数的计算趋于接近"真实"的回归系数,更加稳定。

EPV = 10 只是一个经验法则(rule of thumb),即粗略的规则,并非绝对不可挑战的真理。有些作者认为在某些特定的情况下此原则可以放宽,比如可以接受 EPV < 10;而也有人认为 EPV = 15 或 20 会更加的安全。

第二节　变量进入模型的形式

一、因变量

因变量为二分类变量,数据格式为 1,0,否则提示
```
#Error in eval(family$initialize) : y values must be 0 <= y <= 1
```
```
NHANES2$Hypertension <- factor(NHANES2$Hypertension)
```
此句代码异常重要。
否则提示
```
#Error in weights * y
```
：二进列运算符中有非数值参数

二、自变量

无序多分类自变量需要以哑变量形式进入模型, 通过选择参照水平实现哑变量的设置,需要注意以下事项。

①参照水平要具有实际意义,否则会失去比较的目标。

②参照水平应有一定的例数(不低于 30 例),否则将导致与其比较的其他组的置信区间较大。

③哑变量整体分析无统计学意义时,所有哑变量都不用再纳入模型;整体分析有统计学意义时,尽管有些哑变量无统计学意义,仍需要纳入模型,即"同进同出"原则。

将哑变量引入回归模型,虽然使模型变得较为复杂,但可以更直观地反映出该自变量的不同属性对于因变量的影响,提高了模型的精度和准确度。

有序多分类自变量进入模型有多种方式备选,但应选择最具合理性的方式。

①直接以计量资料形式带入模型:此时得到的模型较为简洁,也容易解释。但应用的前提是自变量的每个水平对因变量的影响作用基本一致, 可通过观察哑变量各水平的回归系数值是否存在等级变化关系进行判定。先将有序多分类资料分别以哑变量和连续变

量的形式引入模型,观察每个哑变量的回归系数间是否存在等级关系,并对两个模型进行似然比检验,如果似然比检验无统计学意义,且每个哑变量的回归系数间存在等级关系,则可以将该自变量以连续变量形式引入模型,否则还是采用哑变量的方式引入模型。

②设置哑变量:参照无序多分类资料。如果是三分类以上的有序变量尽量不设哑变量,这样可以节省自由度,准确度会更高一些;非有序变量的三分类以上的变量必须设为哑变量,否则会影响结果。

定量资料进入模型有多种方式备选,但也应选择最具合理性的方式:如果某计量资料能以计量形式进入模型(有统计学意义),那么转化后应当同样能进入模型,且 OR 值会显著增加。

①直接带入模型,尽管此种方法较为简单,但仍不做首选推荐。因为此时得出的 OR 值一般较小,即自变量变化一个单位对结局风险的影响其实是有限的,不能贴近专业解释。如果资料分布严重失衡时(非均匀分布)尤其不能直接带入模型。但以计量资料形式直接进入模型,往往模型的拟合效果较好。

②根据专业意义降维后(如根据 BMI 指数分级标准降维为有序多分类资料),参照有序多分类资料或者二分类资料处理方式。

③如果没有专业划分标准,可以资料分布形式根据四分位数间距或等分法降维或者标准化后按每一个标准差(Per 1 sd)降维。

④中位数(非正态分布)或者均数(近似正态或正态分布)降维。

⑤当自变量的单位不合适导致因变量的风险改变很小时,可对自变量采取缩小(如除以 100)或扩大(如乘以 10)相应倍数的方式。

对于连续变量,如果仅仅是为了调整该变量带来的混杂(不关心该变量的 OR 值),则可以直接将该变量纳入 Logistic 回归模型;如果关心该变量对因变量的影响程度(关心该变量的 OR 值),一般不直接将该连续变量纳入模型,而是将连续变量转化为有序多分类变量后纳入模型。因为在 Logistic 回归中直接纳入连续变量,对于该变量的 OR 值的意义为:该变量每升高一个单位,发生结局事件的风险变化(比如年龄每增加 1 岁,患肺癌的风险增加 1.02 倍)。这种解释在临床上大多数是没有意义的。

由于性别,是否吸烟,是否患有糖尿病等二分类变量的"1"和"0"并非代表一个数值,而其真正意义是代表一个水平(level),且它们只是一个名义型变量而非连续型的数值变量,因此在 R 语言中,需要将其转换为因子(factor)类型。

第三节　模型估计与统计描述

在 R 语言中,广义线性模型(GLM)是一种常用的模型,分类和回归问题都可以通过 GLM 解决。glm()是 R 语言中用于拟合广义线性模型的函数,可以用于二项式回归、泊松回归、高斯回归等。glm()函数自动将预测变量中的分类变量根据因子水平编码为相应的虚拟变量。

一、参数介绍

glm()函数主要的参数如下。

formula:模型公式。如 $y \sim x$ 表示响应变量 y 和预测变量 x 之间的关系。

family:误差分布名称,有"gaussian"(正态分布)、"poisson"(泊松分布)、"binomial"(二项分布)等选项。

data:包含响应变量和预测变量的数据框。

start:模型参数的起点值。如果没有指定,程序会选择一个默认的起点值。

control:控制迭代算法过程的参数。

method:指定如何拟合模型,可以是 glm.fit、RIDGE 等方式。

contrasts:可选的对比矩阵。

其他参数,可以用于特殊情况下的拟合需求。

二、glm {stats}函数的基本使用

在 R 中,可以使用 glm 函数拟合广义线性模型。比如,可以使用以下命令拟合一个二项式回归模型:

```
fit <- glm(y ~ x1 + x2, data = mydata, family = "binomial")
```

此处,参数 y 表示响应变量,x_1 和 x_2 表示预测变量,mydata 表示数据集。family 参数指定二项分布,fit 是拟合后的模型对象,使用 summary 函数可以查看拟合结果的摘要。

交互项可以帮助我们更好地理解变量之间的关系,可以使用符号":"或"*"来实现。例如:

```
fit <- glm(y ~ x1 + x2 + x1:x2, data = mydata, family = "binomial")
fit2 <- glm(y ~ x1 + x2 * x3, data = mydata, family = "binomial")
```

上述代码分别在模型中添加了 x_1 和 x_2 的交互项以及 x_2 和 x_3 的交互项。

GLM 模型对于变量的线性作用性存在较强的假设,若数据存在非线性关系,则无法很好地拟合模型。

GLM 模型需要对数据进行预处理,包括数据标准化、转换等,否则可能出现模型不收敛的问题。

三、模型与系数解释

```
library(bestglm)
data(SAheart)
glm.fit <- glm(chd ~ age + typea + tobacco + famhist + ldl,
    family = binomial(link = logit), data = SAheart)
# 查看模型结果
summary(glm.fit)
##
## Call:
## glm (formula = chd ~ age + typea + tobacco + famhist + ldl,
```

```
##      family = bin omial(link = logit), data = SAheart)
##
## Deviance Residuals:
##     Min      1Q    Median      3Q       Max
## -1.9165  -0.8054  -0.4430   0.9329    2.6139
##
## Coefficients:
##                  Estimate Std. Error z value Pr(>|z|)
## (Intercept)     -6.44644    0.92087  -7.000 2.55e-12 ***
## age              0.05046    0.01021   4.944 7.65e-07 ***
## typea            0.03712    0.01217   3.051  0.00228 **
## tobacco          0.08038    0.02588   3.106  0.00190 **
## famhistPresent   0.90818    0.22576   4.023 5.75e-05 ***
## ldl              0.16199    0.05497   2.947  0.00321 **
## ---
## Signif. codes:  0 '***' 0.001 '**' 0.01 '*' 0.05 '.' 0.1 ' ' 1
##
## (Dispersion parameter for binomial family taken to be 1)
##
##     Null deviance: 596.11  on 461  degrees of freedom
## Residual deviance: 475.69  on 456  degrees of freedom
## AIC: 487.69
##
## Number of Fisher Scoring iterations: 5
```

模型构建使用的数据集 SAheart {bestglm}系南非西开普省心脏病高危地区男性的回顾性样本(10 个变量,样本量为 462,其中有 160 个病人,302 个对照。数据收集的是15~64 岁的白人男性)。

sbp:收缩压

tobacco:累计烟草量(kg)

ldl:低密度脂蛋白胆固醇

adiposity:肥胖

famhist:心脏病家族史

typea:A 型行为

obesity:肥胖

alcohol:当前饮酒量

age:发病年龄

chd:冠心病

Deviance Residuals:偏差残差统计量。

在此例中,中位数的符号为负(-0.443 0),表明整体向左偏移,中位数的大小表明偏移的程度。第一个四分位数(1Q)和第三个四分位数(3Q)为两侧"尾巴"分布的幅度。这里 3Q 大于 1Q(绝对值),表明这个曲线是向右倾斜的。最大和最小残差可用来检验数据中的离群值。

Estimate:回归系数和截距,Std. Error 表示回归系数和截距的标准误,z value 是统计量值(z 的平方就是 Wald 值),Pr(>|z|)是 p 值。

famhistPresent:R 语言在做回归时,如果设置了哑变量,默认是以第一个为参考,其余都是和第一个进行比较,这也是 R 中自动进行哑变量编码的方式。

Null deviance:无效偏差(零偏差)。

Residual deviance:残差偏差,无效偏差和残差偏差之间的差异越大越好,用来评价模型与实际数据的吻合情况。

AIC:赤池信息准则,表示模型拟合程度的好坏,AIC 越低表示模型拟合越好。

Number of Fisher Scoring iterations:迭代次数。

四、模型参数估计和检验

模型检验包括总体检验及每个参数分别检验。总体检验是对整个模型的检验,采用的检验方法有似然比(likelihood ratio)检验、得分(score)检验和 Wald χ^2 检验,目的是检验模型总体是否有统计学意义。

模型中各参数的单独检验采用的是 Wald χ^2 检验,根据 χ^2 值和 p 值判断自变量是否有统计学意义。Wald χ^2 检验对标准误的依赖很大,如果标准误相对参数估计值很大,就会产生一个较小的 χ^2 值和较大的 p 值。

因此,logistic 回归分析的样本含量不宜太小,否则会使估计结果不稳定,产生大的标准误,使本来可能有意义的变量变得无统计学意义。一般认为 Y 是较小样本量为自变量个数的 10 倍及以上,方能支撑模型,较少样本的那一组应该占总样本的 20% 及以上,否则模型将不理想。

概率:p,指某事件发生的频率,即事件发生的次数 / 总次数。

odds:发生比(几率、比值、比数),是指某事件发生的概率与不发生的概率之比。用 p 表示事件发生的概率,odds = $p/(1-p)$。

对数发生比:$\ln\left(\dfrac{p}{1-p}\right)$,指取 e 为底,真数为 odds 的自然对数。

OR(Odds Ration):比值比(优势比),为实验组的事件发生比(odds$_1$)/ 对照组的事件发生比(odds$_2$)。OR=odds$_1$/odds$_2$,odds$_1$=$p_1/(1-p_1)$,odds$_2$=$p_2/(1-p_2)$。

在 Logistic 回归中,回归系数的含义是当其他预测变量不变时,预测变量每变化一个单位,引起响应变量对数优势比的变化。

$$\ln\left(\frac{odds_1}{odds_0}\right)=\beta_j$$

其他自变量取值不变的情形下,自变量 X_j 增加一个单位与增加前的优势比

$$OR=\frac{odds_1}{odds_0}=e^{\beta_j}$$

若自变量 X_j 的回归系数 $\beta_j > 0$，X_j 增加后与增加前相比，优势比 OR>1，表明与 X_j 相应的因素为危险因素。

若自变量 X_j 的回归系数 $\beta_j < 0$，X_j 增加后与增加前相比，优势比 OR<1，表明与 X_j 相应的因素为保护因素。

若自变量 X_j 的回归系数 $\beta_j = 0$，X_j 增加后与增加前相比，优势比 OR=1，表明与 X_j 相应的因素对结局不起作用。

若 $\beta > 0$，则 $Y = 1$ 的 odds 较参照组增加 $(e^\beta - 1) \times 100\%$；若 $\beta < 0$，则 $Y = 1$ 的 odds 较参照组减少 $(1 - e^\beta) \times 100\%$

截距项系数是指当所有自变量取值为 0 时，事件发生比的对数。

自变量系数是 log-odds 度量方式的结果，模型中自变量 age 的系数 0.050 46，代表年龄每增加 1 岁，log-odds 就会增加 0.050 46。

```
exp(0.048780) = 1.051755
```

1.051 755 的含义是年龄每增加 1 岁，odds 是增加前的 1.051 755 倍，增加 5.18%。

五、计算 OR 值及可信区间

```
exp(cbind('OR' = coef(glm.fit), confint(glm.fit)))
## Waiting for profiling to be done...
##                              OR          2.5 %          97.5 %
## (Intercept)      0.001586152 0.0002431694 0.009046052
## age                1.051755195 1.0313449715 1.073545765
## typea              1.037812583 1.0137460457 1.063378023
## tobacco          1.083693731 1.0313670740 1.141906910
## famhistPresent 2.479793436 1.5965570204 3.873331440
## ldl                1.175850406 1.0574557051 1.312726646
library(autoReg)
autoReg(glm.fit)
## ─────────────────────────────────────────────
## Dependent: chd            0 (N=302)      1 (N=160)        OR (multivariable)
## ─────────────────────────────────────────────
## age          Mean ± SD 38.9 ± 14.9   50.3 ± 10.6  1.05 (1.03-1.07, p<.001)
## typea        Mean ± SD 52.4 ± 9.5    54.5 ± 10.2  1.04 (1.01-1.06, p=.002)
## tobacco      Mean ± SD  2.6 ± 3.6     5.5 ± 5.6   1.08 (1.03-1.14, p=.002)
## famhist        Absent  206 (68.2%)    64 (40%)
##                Present  96 (31.8%)    96 (60%)  2.48 (1.59-3.86, p<.001)
## ldl          Mean ± SD  4.3 ± 1.9     5.5 ± 2.2   1.18 (1.06-1.31, p=.003)
## ─────────────────────────────────────────────
```

第四节　模型诊断

一、广义线性模型中的过度离势

过度离势,即观测到的响应变量的方差大于期望方差。过度离势会导致显著性检验结果不准确。检验方法:通过取用不同的分布(二项分布和类二项分布)对模型拟合两次,然后用卡方检验。

第一次使用 family=binomial,glm() 返回对象记为 fit,第二次使用 family=quasibinomial,glm() 返回对象记为 fit.od。

```
library(bestglm)
## 载入需要的程辑包:leaps
data(SAheart)
fit <- glm(
  chd ~ age + typea + tobacco + famhist + ldl,
  family = binomial(link = logit),
  data = SAheart
)
fit.od <-
  glm(chd ~ age + typea + tobacco + famhist + ldl,
      family = quasibinomial,
      data = SAheart)
pchisq(summary(fit.od)$dispersion * fit$df.residual,
       fit$df.residual,
       lower = F)
## [1] 0.4602683
```

p > 0.05,不存在过度离势

出现过度离势时, 仍可使用 glm () 函数拟合 Logistic 回归模型, 此时需要设定 family=quasibinomial(类二项分布)。

二、异常观测值

(1)离群点(outlier)

①标准化残差大于 3 的 y 值,称为离群点。

②离群点可能是错误的数据,倘若如此,应考虑修正或删除。

③离群点可能是由于模型选择不合适,倘若如此,应考虑其他模型。

④离群点可能是由于随机因素的影响产生的不同寻常的数值,这种情形应该保留。

标准化残差(standardized residual)使残差具有可比性,若标准化残差的绝对值大于 3,相应的观测值即可判定为离群点。

(2)强影响点(influential observation)

强影响点是对模型的参数估计值有些比例失衡的点(即移除某一个强影响点,则会对使模型的参数发生很大的变动,这样的点,使得模型的稳健性大打折扣),强影响点是由于大的残差和高杠杆值的交互作用而产生的。

在线性模型里用库克距离分析一个点是否为强影响点,一般来说库克距离大于 1.0 的点表明是强影响点。

相对于离群点和高杠杆值点,强影响点对数据分析的影响最大。

一个强影响点,可能是一个离群点,也可能是一个高杠杆值点,或者兼而有之。

如果强影响点属于数据采集造成的错误,应该修正。如果是有效的,应该保留。

(3)高杠杆值点(high leverage point)

杠杆值可以被看作是一组自变量的数值距离整个数据集平均值的偏差,偏差越大,杠杆值越大。高杠杆值点对模型的拟合影响很大,值得关注。

判断高杠杆值点的方法,是计算点的帽子统计量,若该点的帽子统计量大于帽子统计量均值的 2 或 3 倍,通常被认为是高杠杆值点。

对于只有一个自变量的情形,用 h_i 表示第 i 次观测的杠杆率:

$$h_i = \frac{1}{n} + \frac{(x_i - \bar{x})^2}{\sum (x_i - \bar{x})^2}$$

$$\bar{h} = (k+1)/n$$

针对数据集中显著的离群点、杠杆点和强影响点,为了提高模型的拟合度和预测能力,可选择稳健 Logistic 回归。 robust 包中的 glmRob() 函数可用来拟合稳健的广义线性模型,包括稳健 Logistic 回归。

三、共线性

共线性是指两个或更多的预测变量高度相关。评估多重共线性的方式是计算方差膨胀因子 (VIF),VIF 的最小可能值是 1,表示完全不存在共线性。通常情况下,总有少数预测变量间存在共线性。一经验法则是 VIF 值超过 10 就表示有共线性问题。

由于共线性降低了回归系数估计的准确性,假设检验的效力减小了,变量的显著性检验失去意义,可能将重要的解释变量排除在模型之外。

解决办法如下。

最优子集选择(全子集回归)和逐步回归,是排除引起共线性的变量,解决多重共线性比较常用方法!

回归系数的有偏估计(lasso 回归)。

R 语言 logistic 回归诊断:

```
library(bestglm)
data(SAheart)
```

```
glm.fit <-
  glm(
    chd ~ age + typea + tobacco + famhist + ldl,
    family = binomial(link = logit),
    data = SAheart
  )
```

　(1)离群点

```
library(car)
outlierTest(glm.fit)
## No Studentized residuals with Bonferroni p < 0.05
## Largest |rstudent|:
##      rstudent unadjusted p-value Bonferroni p
## 261 2.637101          0.0083618           NA
```

　(2)强影响点

```
plot(glm.fit, which = 4, abline(h = 0.5, col = "red")) # Cook 距离
```

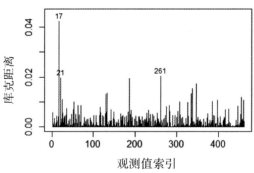

图 5-4　库克距离图

　(3)高杠杆值点

```
p <- length(coefficients(glm.fit))
n <- length(fitted(glm.fit))
plot(hatvalues(glm.fit) , ylim = c(0, (3 * p / n) * 1.1))
abline(h = 2 * p / n, col = "red", lty = 2)
abline(h = 3 * p / n, col = "red", lty = 1)
```

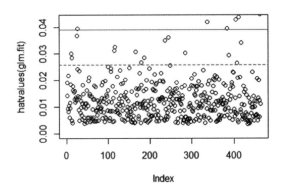

图 5-5 杠杆值图

```
library(car)
influencePlot(glm.fit)
```

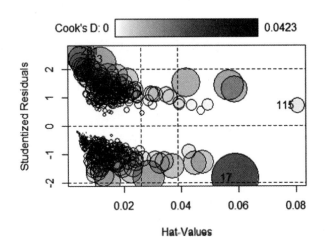

图 5-6 学生化残差–杠杆值气泡图

```
##         StudRes        Hat        CookD
## 17   -1.8392437 0.058935606 0.04232370
## 115   0.7124115 0.080512337 0.00434129
## 133   2.3630782 0.005425868 0.01341559
## 261   2.6371014 0.004121739 0.02040110
```

(4)计算方差膨胀因子

```
vif(glm.fit)
##       age     typea    tobacco   famhist      ldl
## 1.203996 1.071448 1.120755 1.012880 1.022986
```

第五节　特征筛选

在进行二分类 Logistic 回归(包括其他 Logistic 回归)分析前,如果样本不多而变量较多,建议先通过单变量分析(t 检验、卡方检验等)考察所有自变量与因变量之间的关系,筛掉一些可能无意义的变量,再进行多因素分析,这样可以保证结果更加可靠。

即使样本足够大,也不建议直接把所有的变量放入方程直接分析,一定要先弄清楚各个变量之间的相互关系,确定自变量进入方程的形式,这样才能有效地进行分析。

经过单因素分析后,应当考虑应该将哪些自变量纳入 Logistic 回归模型。一般情况下,建议纳入的变量有:

①单因素分析差异有统计学意义的变量 (此时, 最好将 P 值放宽一些, 比如 0.1 或 0.15 等,避免漏掉一些重要因素);

②单因素分析时,没有发现差异有统计学意义,但是临床上认为与因变量关系密切的自变量。

任何类型的模型选择技术都需要谨慎,研究领域的先验知识在协变量选择中极其重要。

一、逐步回归

1. 向前逐步回归

从 p 个特征中任意选择 1 个,建立 C(p,1)个模型,选择最优的一个;之后每迭代一次就加入一个特征,重复以上过程,直到用全部 p 个特征建模,迭代完成;然后,从选出的 p 个模型中选择最优的模型。

2. 向后逐步回归

一开始就用 p 个特征建模,之后每迭代一次就舍弃一个特征,从选出的 p 个模型中选择最优的模型。

3. 向前向后逐步回归

结合了向前逐步回归和向后逐步回归的方法,变量每次进入一个,每一步中,变量都会被重新评价,对模型没有贡献的变量将会被删除。预测变量可能会被添加、删除好几次,直到获得最优模型为止。

逐步回归法不能保证选择的模型最优,但运算效率高,实用性强。

逐步回归使用 R 函数 step {stats},以完整或空模型开始,可以在方向参数中指定逐步回归的方法,字符值为"both(向前向后)""backward(向后)""forward(向前)"。

赤池信息量准则(Akaike information criterion,简写 AIC),是衡量统计模型拟合优良性的一种标准,是由日本统计学家赤池弘次创立和发展的。AIC 不仅要提高模型拟合度,而且引入了惩罚项,使模型参数尽可能少,有助于降低过拟合的可能性。AIC 越小,模型越好,通常选择 AIC 最小的模型。

贝叶斯信息量准则(Bayesian information criterion,简写 BIC),BIC 的惩罚项比

AIC 的大,考虑了样本数量,样本数量过多时,贝叶斯信息准则(BIC)通常比赤池信息量准则(AIC)产生更简约的模型。可有效防止模型精度过高造成的模型复杂度过高。

AIC 和 BIC 的原理是不同的,AIC 评价模型兼顾了简洁性和精确性,是从预测角度,选择一个好的模型用来预测,BIC 是从拟合角度,选择一个对现有数据拟合最好的模型,从贝叶斯因子的解释来讲,就是边际似然最大的那个模型。

```
step(object, scope, scale = 0,
     direction = c("both", "backward", "forward"),
     trace = 1, keep = NULL, steps = 1000, k = 2, ...)
```

其中:

①object:"lm"或"glm"模型;

②direction:"both""backward"或"forward"中的一种,默认为"both"。如果缺少 scope 参数,则方向的默认值为"backward";

③trace:trace = 1,步骤运行期间打印信息;trace = F,步骤运行期间不打印信息;

④k = 2 gives the genuine AIC;k = log(n) is sometimes referred to as BIC。

有 R 实例如下。

以 AIC 信息统计量为准则,通过选择最小的 AIC 信息统计量得到最优化的模型。

```
library(bestglm)
## 载入需要的程辑包:leaps
data(SAheart)
model <- glm(chd ~ ., data = SAheart, family = binomial())
#AIC
step(model, trace = F)
##
## Call: glm (formula = chd ~ tobacco + ldl + famhist + typea + age,
family = binomial(), data = SAheart)
##
## Coefficients:
##    (Intercept)       tobacco        ldl   famhistPresent      typea
##      -6.44644        0.08038      0.16199       0.90818        0.03712
##            age
##        0.05046
##
## Degrees of Freedom: 461 Total (i.e. Null);   456 Residual
## Null Deviance:        596.1
## Residual Deviance: 475.7      AIC: 487.7
step(model, direction = "backward", trace = F,)#direction="backward"
##
## Call: glm (formula = chd ~ tobacco + ldl + famhist + typea + age,
```

```
family = binomial(), data = SAheart)
##
## Coefficients：
##   (Intercept)        tobacco           ldl    famhistPresent          typea
##      -6.44644        0.08038       0.16199           0.90818        0.03712
##           age
##       0.05046
##
## Degrees of Freedom：461 Total (i.e. Null)；  456 Residual
## Null Deviance：        596.1
## Residual Deviance：475.7      AIC：487.7
step(model, direction = "forward", trace = F)#direction="forward"
##
## Call：glm(formula = chd ~ sbp + tobacco + ldl + adiposity + famhist +
##        typea + obesity + alcohol + age, family = binomial(), data = SAheart)
##
## Coefficients：
##      (Intercept)           sbp        tobacco            ldl       adiposity
##       -6.1507209     0.0065040      0.0793764      0.1739239       0.0185866
## famhistPresent         typea        obesity        alcohol             age
##        0.9253704     0.0395950     -0.0629099      0.0001217       0.0452253
##
## Degrees of Freedom：461 Total (i.e. Null)；  452 Residual
## Null Deviance：        596.1
## Residual Deviance：472.1      AIC：492.1
```

表 5-1　逐步回归变量筛选结果

全部自变量	选中变量(√)		
	direction="both"	direction="backward"	direction="forward"
sbp			√
tobacco	√	√	√
ldl	√	√	√
adiposity			√
famhist	√	√	√
typea	√	√	√
obesity			√
alcohol			√
age	√	√	√

二、全子集回归

全子集回归又叫最优子集筛选。对所有预测变量的可能组合都拟合一个模型,然后根据标准(如 R^2、校正 R2、MSE、Cp、AIC、SBIC 等)筛选出最佳模型,比如 A、B、C、D 这 4 个自变量,可以拟合 2^4=16 个模型,其中常数项模型 1 个,含 1 个自变量的模型 4 个(A、B、C、D),含 2 个自变量的模型 6 个(AB、AC、AD、BC、BD、CD),含 3 个自变量的模型 4 个(ABC、ABD、ACD、BCD),含 4 个自变量的模型 1 个(ABCD),分别从含有 1,2,3,4 个自变量的模型中挑选出一个最佳的模型即最优子集。

bestglm {bestglm}函数以一个包含解释变量和响应变量的数据帧开始。响应变量位于最后一列。使用完全枚举选择最佳子集。完全枚举用于非高斯和输入矩阵包含 2 级以上因子变量的情况。

广义线性模型全子集回归,解释变量个数 must be ≤ 15 (包括哑变量)。

二分类变量赋值 0 和 1 时, 不论以因子变量纳入还是直接以连续变量纳入结果是一致的,将多分类变量设为哑变量,然后全部以连续变量纳入分析。

可以在 IC 中指定各种各样的拟合优度标准。bestglm 包中可用的方法有 AIC, BIC, BICg,BICq,CV。不同信息准则获得的最终模型可能不同。贝叶斯信息量准则(BIC)通常比赤池信息量准则(AIC)产生更简约的模型。对于 IC='CV',可以使用各种类型的交叉验证。

交叉验证是机器学习中常用的一种验证和选择模型的方法,常用的交叉验证方法是 k 折交叉验证。将原始数据分成 k 组(一般是均分),将每个子集分别作一次验证集,其余的 $k-1$ 组子集数据作为训练集, 这样会得到 k 个模型,k 个模型的验证误差的均值即作为模型的总体验证误差,取多次验证的平均值作为验证结果,误差小的模型则为最优模型。k 一般大于等于 2,一般而言 k=10 (作为一个经验参数)算是相当足够了。

函数中 IC = "CV" 表示采用交叉验证,CVArgs 表示交叉验证的参数,k=10 表示分成 10 份,REP=1 是每次一份作为测试集,family=binomial 表示因变量为二项分布。该函数是利用最优子集回归的原理,对于不同数量的特征,都用 k 折交叉验证法求一个验证误差,最后比较验证误差与特征数量的关系,选取最优变量。

R 实例如下。

```
library(bestglm)
## 载入需要的程辑包:leaps
data(SAheart)
bestglm(SAheart, IC = "AIC", family = binomial)
## Morgan-Tatar search since family is non-gaussian.
## AIC
## BICq equivalent for q in (0.190525988534159, 0.90158316218744)
## Best Model:
##                  Estimate Std. Error   z value      Pr(>|z|)
## (Intercept)    -6.44644451 0.92087165 -7.000372 2.552830e-12
```

```
## tobacco            0.08037533 0.02587968   3.105731 1.898095e-03
## ldl                0.16199164 0.05496893   2.946967 3.209074e-03
## famhistPresent     0.90817526 0.22575844   4.022774 5.751659e-05
## typea              0.03711521 0.01216676   3.050542 2.284290e-03
## age                0.05046038 0.01020606   4.944159 7.647325e-07
bestglm(SAheart, IC = "BIC", family = binomial)
## Morgan-Tatar search since family is non-gaussian.
## BIC
## BICq equivalent for q in (0.190525988534159, 0.90158316218744)
## Best Model:
##                      Estimate Std. Error   z value      Pr(>|z|)
## (Intercept)       -6.44644451 0.92087165  -7.000372 2.552830e-12
## tobacco            0.08037533 0.02587968   3.105731 1.898095e-03
## ldl                0.16199164 0.05496893   2.946967 3.209074e-03
## famhistPresent     0.90817526 0.22575844   4.022774 5.751659e-05
## typea              0.03711521 0.01216676   3.050542 2.284290e-03
## age                0.05046038 0.01020606   4.944159 7.647325e-07
set.seed(6)
bestglm(SAheart, IC = "CV", family = binomial)
## Morgan-Tatar search since family is non-gaussian.
## CVd(d = 373, REP = 1000)
## BICq equivalent for q in (0.190525988534159, 0.90158316218744)
## Best Model:
##                      Estimate Std. Error   z value      Pr(>|z|)
## (Intercept)       -6.44644451 0.92087165  -7.000372 2.552830e-12
## tobacco            0.08037533 0.02587968   3.105731 1.898095e-03
## ldl                0.16199164 0.05496893   2.946967 3.209074e-03
## famhistPresent     0.90817526 0.22575844   4.022774 5.751659e-05
## typea              0.03711521 0.01216676   3.050542 2.284290e-03
## age                0.05046038 0.01020606   4.944159 7.647325e-07
```

表 5-2　全子集回归变量筛选结果

全部自变量	选中变量(√)		
	IC = "AIC"	IC = "BIC"	IC = "CV"
sbp			
tobacco	√	√	√
ldl	√	√	√
adiposity			
famhist	√	√	√
typea	√	√	√
obesity			
alcohol			
age	√	√	√

三、Lasso 回归

Lasso(the least absolute shrinkage and selection operator,最小绝对收缩与选择算子)回归也叫套索回归,于 1996 年由斯坦福大学 Robert Tibshirani 教授发表于统计期刊 *Journal of the Royal Statistical Society (Series B)* 上。

在标准假设下,普通最小二乘回归估计的系数是无偏的,同时还是在所有线性无偏估计量中方差最小的。然而,由于 MSE 是方差和偏差的一个组合,因此很可能出现的一种情况是,一个具有微小偏差的估计能得到更小的 MSE。偏差的微小增长可以带来方差显著的减小,从而得到比普通最小二乘估计更小的 MSE。当预测变量高度相关时,估计量的方差可能会非常大, 因此, 对于回归模型中的共线性问题,有偏模型也可能得到更小的 MSE。

构建有偏回归模型的一种方法是在误差平方和的基础上加上一个惩罚项。最小二乘回归模型的目的是求参数的估计,以使得误差平方和达到最小:

$$SSE = \sum_{i=1}^{n} (y_i - \hat{y}_i)^2$$

当模型出现过度拟合或共线性时, 线性回归参数的估计可能会出现膨胀的现象。对此,我们希望控制这些估计值的规模,以减小 SSE。当参数估计值变得很大时,可以通过向 SSE 加惩罚项的方法来控制(或称为正则化)参数的估计。

对于线性回归模型,使用 L_1 正则化的模型叫做 Lasso 回归。Lasso 算法在回归系数绝对值之和前加罚参数,将回归系数往零的方向进行压缩。通过正则化减少回归系数的方差。

$$SSE_{L_1} = \sum_{i=1}^{n} (y_i - \hat{y}_i)^2 + \lambda \sum_{j=1}^{P} |\beta_j|$$

λ 用于控制模型系数的压缩程度，λ 值越大则惩罚力度越强，在某些 λ 值下，一些参数估计会变为 0。

如果预测变量组高度相关，套索算法只会选择其中一个并将其他变量缩小为零。此外，它还可以降低线性回归模型的变异性，并提高模型的精度。套索回归的假设与最小二乘回归相同，只是不假设正态性。

Lasso 回归在对模型进行控制的同时，还能够进行变量选择，解决了模型过拟合、多重共线性等问题，在满足稀疏性的条件下，甚至可以允许变量个数大于样本量。即使对于相关性不强或不相关的小数据集，利用 Lasso 也可以获得更好的预测模型，从而提高模型的泛化能力。

Lasso 回归目前应用非常广泛。新格兰文献中推荐对于变量过多而样本量较少的模型拟合，首先要考虑使用 Lasso 回归进行变量筛选。

Lasso 回归步骤：

①删除数据集中的缺失值（如果需要）；

②构建多因素矩阵 X。

在 R 语言中，Lasso 回归常用 glmnet() 函数来完成。在使用 glmnet() 函数时，必须输入一个 X 矩阵和一个 Y 向量。Y 向量为二分类变量，数据格式为 0 和 1。

model.matrix() 函数可以构建多因素矩阵，并且将多分类变量尤其是无序多分类变量进行哑变量编码，并保持连续变量不变。

例如：model.matrix($\sim$A+ B+ $\cdots$)[,-1]，最后的[,-1]从 model.matrix() 函数的输出中删除常数项。

3. 选择调整参数 λ

惩罚项中的 lambda 大于等于 0，是个调整参数，也叫正则化力度，当 λ 趋于 0 的时候，压缩估计就变为最小二乘回归。当 λ 趋于正无穷的时候，压缩估计是纯截距回归。

Lasso 回归最关键的步骤在于寻找一个恰当的 λ 值。参数 λ 值决定了回归系数被压缩的程度，λ 值越大模型系数越小，不同的 λ 值可能产生不同的结果。过大的 λ 值虽然可以降低方差，却增大了偏差，我们需要的是偏差－方差均衡。理论上应该选择 MSE 最小时的 λ 值，但是过小的 λ 值意味着回归系数压缩幅度较小，不一定能完全解决模型过拟合、共线性的问题。因此，实际应用中常常选择大于最小 MSE 一个标准误时对应的 λ 值，以保证适当地参数压缩幅度。

通过选择合适的 λ 值对系数进行压缩，使得影响较小特征的系数缩减到趋近于 0，只保留重要特征，使模型复杂程度受到限制，达到避免过拟合的目的。

R 中使用 cv.glmnet() 函数利用交叉检验，选择一系列 λ 值，计算每个 λ 的交叉验证误差，然后选择交叉验证误差最小的 lambda 值。

alpha 参数用于确定选择哪一种模型的参数。如果 alpha =1，则选择 lasso 模型的 lambda 值。

在默认设置下，cv.glmnet() 函数使用 10 折交叉验证选择参数。设置随机种子以保证实验结果的可重复性，因为在交叉验证的过程中选择哪几折数据建模是随机的。

最优的 λ 值可以用如下命令来提取：

```
cv.glmnet(x,y,alpha=1)$lambda.min
cv.glmnet(x,y,alpha=1)$lambda.1se
```

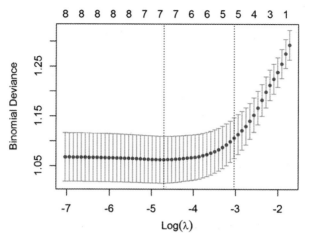

图 5-7　10 折交叉验证选择参数 λ

图 5-7 中,横轴是 lambda 值的对数,纵轴是模型误差。

lambda.min 是指交叉验证中使得均方误差最小的 λ 值(红色曲线最低点),lambda. 1se 为离最小均方误差一倍标准误的 λ 值 (红色曲线最低点右侧)。由于这两个 lambda 对应的模型误差变化不大,我们更偏好于使用 lambda.1se 的简洁模型。

参数 type.measure 用来指定交叉验证选取模型的标准, 可取值 "default" "mse" "deviance" "class" "auc" "mae" "C"。type.measure 的默认值是 "deviance",线性模型是 squared-error for gaussian models (type.measure="mse"),logistic 和 poisson 回归是 deviance,Cox 模型则是偏似然值(partial-likelihood)。deviance 即 -2 倍的对数似然值,mse 是实际值与拟合值的 mean squred error,mae 即 mean absolute error,class 是模型分类的错误率 (missclassification error),auc 即 area under the ROC curve。nfolds 表示进行几折验证,默认是 10。

4. 建模

使用 glmnet()函数对所有可用的预测变量对模型进行拟合。

glmnet ()函数包含如下参数:

family=c ("gaussian" "binomial" "poisson" "multinomial" "cox" "mgaussian"),gaussian 适用于连续型因变量,mgaussian 适用于连续型的多元因变量,poisson 适用于计数因变量,binomial 适用于二分类因变量,multinomial 适用于多分类的因变量,cox 适用于生存资料;弹性网络 alpha 取值在 0 和 1 之间,0≤alpha≤1,取值 1 时拟合 lasso 回归, 取值 0 时拟合岭回归;nlambda 为 λ 值的数量, 默认等于 100;dfmax 和 pmax 可以分别限定模型中的变量的数量;relax=TRUE 表示将进行 Relaxed lasso。

alpha:当 alpha=1 时是 lasso 回归。

lambda:函数 cv.glmnet()交叉验证时模型的均方误差最小的 lambda 值。

bestlambda=cv.glm$lambda.min

5. 系数路径图

绘制系数路径图使用 plot() 函数,其参数设置如下。

参数 xvar=c("norm" "lambda" "dev"),用于指定 x 轴的变量,norm 表示横坐标使用系数的 L_1 范数,lambda 表示横坐标使用 ln (λ),dev 表示横坐标采用解释偏差的百分比。

参数 label=TRUE 可以显示变量的标签,参数 lwd= 设置线条宽度。

例如:plot(glmnet(x,y,alpha=1), xvar="lambda", lwd=2,label=TRUE)。

6. 提取 lasso 回归模型的回归系数

提取 lasso 回归模型的回归系数使用 coef() 函数。

```
coef(lsocv,s="lambda.min") # 获取使模型偏差最小时 λ 值的模型系数
coef(lsocv,s="lambda.1se") # 获取使模型偏差最小时 λ 值加一个标准误时的模型系数
cbind2(coef(lsocv,s="lambda.min"),coef(lsocv,s="lambda.1se")) # 合并显示
```

R 实例如下。

```
library(bestglm)
data(SAheart)
SAheart <- na.omit(SAheart)
# 构建多因素矩阵 X
X = model.matrix(chd ~ ., SAheart)[, -1]
Y = SAheart$chd
library(glmnet)
lsofit <- glmnet(X, Y, family = "binomial", alpha = 1)
# 绘制系数路径图
plot(lsofit, xvar = "lambda", label = TRUE)
```

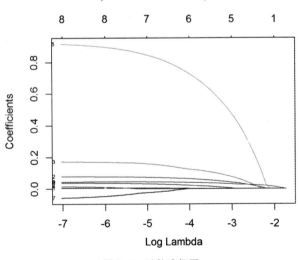

图5-8　系数路径图

图 5-8 的上横坐标为模型中非零系数的个数，纵坐标为系数值，下横坐标为 Log Lambda。

8 条不同颜色的线代表 8 个变量，每一条曲线代表一个自变量系数的变化轨迹。

lambda 值越大，压缩作用越强。当惩罚项逐渐增大时，这些参数估计值以不同的速率被压缩至 0。

```
# 交叉验证选择最佳 λ
set.seed(6) # 设置随机种子,保证 K 折验证的可重复性
lsocv <- cv.glmnet(X, Y, family = "binomial")
lsocv$lambda.1se
## [1] 0.04824393
# 绘制交叉验证曲线
plot(lsocv)
```

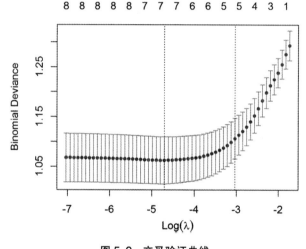

图 5-9 交叉验证曲线

纵坐标：交叉验证的误差（纵坐标轴越小说明 lasso 拟合效果较好）。

上横坐标：不同 λ 对应的变量个数。

下横坐标：$\log(\lambda)$。

```
# 寻找最优 lambda:通常距离最小均方误差(MSE)1 个标准误时对应的 lambda
lasso_lse <- lsocv$lambda.1se # 提取最优 lambda
# 提取系数
lasso.coef <- coef(lsocv$glmnet.fit, s = lasso_lse, exact = F)
lasso.coef
## 10 x 1 sparse Matrix of class "dgCMatrix"
##                       s1
## (Intercept)   -3.026249243
## sbp              .
## tobacco        0.042431208
```

```
## ldl               0.077881736
## adiposity         .
## famhistPresent    0.484727397
## typea             0.004487505
## obesity           .
## alcohol           .
## age               0.031404116
```

不显示系数的变量即为已剔除变量。

通过 lasso 回归筛选到了 5 个解释变量:tobacco、ldl、famhist、typea、age,利用这 5 个解释变量进行 logistic 回归。

第六节　模型评价

一、Hosmer–Lemeshow 检验

Hosmer-Lemeshow 检验(HL 检验),如果 $p > 0.05$,说明模型拟合良好,即预测值与真实值之间并无非常明显的差异。反之,如果 $p < 0.05$,则说明模型拟合欠佳,预测值与真实值之间有着明显的差异。

在样本量较小的情况下,根据所使用的组的数量,它可能返回高度不同的结果。因此,建议使用一系列的拟合优度测试,不要完全依赖于任何一种特定的方法。

1. 使用 generalhoslem 包

```
library(bestglm)
## 载入需要的程辑包:leaps
data(SAheart)
library(generalhoslem)
## 载入需要的程辑包:reshape
## 载入需要的程辑包:MASS
mod1 <-
  glm(chd ~ age + typea + tobacco + famhist + ldl,
      data = SAheart,
      family = binomial)
logitgof(SAheart$chd, fitted(mod1))
##
##  Hosmer and Lemeshow test (binary model)
##
## data:  SAheart$chd, fitted(mod1)
```

```
## X-squared = 2.1407, df = 8, p-value = 0.9764
```

2. 使用 ResourceSelection 包

```
library(ResourceSelection)
## ResourceSelection 0.3-6    2023-06-27
hoslem.test(mod1$y, fitted(mod1), g = 10)$p.value# g=10 组
## [1] 0.9763929
```

二、ROC 曲线

ROC 曲线即接受者操作特性曲线 (receiver operating characteristic curve,简称 ROC 曲线),又称为感受性曲线(sensitivity curve)。

ROC 曲线一般是根据一系列不同的二分类方式,以真阳性率(灵敏度)为纵坐标,假阳性率(1− 特异度)为横坐标进行绘制。

ROC 曲线下面积取值范围 0.5~1, 若为 0.5~0.7 表示诊断价值较低,0.7~0.9 表示诊断价值中等,0.9 以上表示诊断价值较高。如果 ROC 曲线沿着对角线方向分布,表示分类是机遇造成的,正确和错误的概率各为 50%,此时该诊断方法无效。

区分度是模型拟合效果的指标,代表的是模型区分不同结局的能力,最常用的指标就是 ROC 曲线的 AUC 和 C-Statistic。

```
library(bestglm)
## 载入需要的程辑包:leaps
data(SAheart)
dat <- na.omit(SAheart)
# 数据集划分
set.seed(6)# 设置随机抽样种子
trains = sample(nrow(dat), round(nrow(dat) * 8 / 10))#round()四舍五入
train_dat = dat [trains,]
test_dat = dat [-trains,]
model <-
  glm(chd ~ age + typea + tobacco + famhist + ldl,
      data = train_dat,
      family = binomial)
library(pROC)
## Type 'citation("pROC")' for a citation.
##
## 载入程辑包:'pROC'
## The following objects are masked from 'package:stats':
##
##      cov, smooth, var
```

添加截点和 95%CI

```
roc(
  test_dat$chd,
  predict(model, test_dat,
          type = "response"),
  plot = TRUE,
  col = "red",
  print.auc = T,
  print.thres = TRUE
)
## Setting levels: control = 0, case = 1
## Setting direction: controls < cases
```

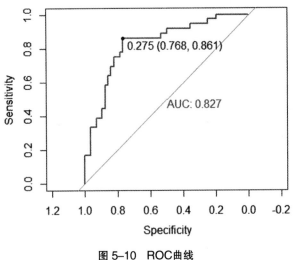

图 5-10　ROC曲线

```
##
## Call:
##  roc.default (response = test_dat $chd, predictor = predict (model,
test_dat, type = "response"), plot = TRUE, col = "red", print.auc = T,
print.thres = TRUE)
##
## Data: predict(model, test_dat, type = "response") in 56 controls (test_dat
$chd 0) < 36 cases (test_dat$chd 1).
## Area under the curve: 0.8269
```

```
#legacy.axes =TRUE,使 x 轴变为 1-Specificity
roc(
  test_dat$chd,
  predict(model, test_dat,
```

```
          type = "response"),
  plot = TRUE,
  col = "red",
  print.auc = T,
  legacy.axes = T
)
```
Setting levels: control = 0, case = 1
Setting direction: controls < cases

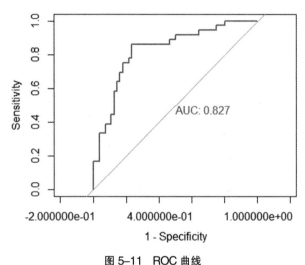

图 5-11 ROC 曲线

##
Call:
roc.default (response = test_dat$chd, predictor = predict(model,
test_dat, type = "response"), plot = TRUE, col = "red", print.auc = T,
legacy.axes = T)
##
Data: predict (model, test_dat, type = "response") in 56 controls
(test_dat$chd 0) < 36 cases (test_dat$chd 1).
Area under the curve: 0.8269
#美化
```
modelroc <-
  roc(test_dat$chd, predict(model, test_dat, type = "response"))
```
#计算 ROC 绘图数据
```
plot(
  modelroc,
  print.auc = TRUE,
  auc.polygon = TRUE,
```

```
  grid = c(0.1, 0.2),
  grid.col = c("green", "red"),
  max.auc.polygon = TRUE,
  auc.polygon.col = "skyblue",
  print.thres = TRUE
) # 绘制 ROC 曲线图
plot(ci(modelroc, of = "thresholds", thresholds = "best"))
```

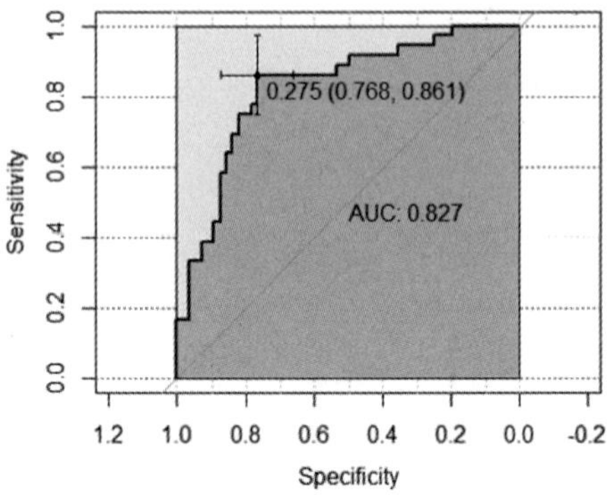

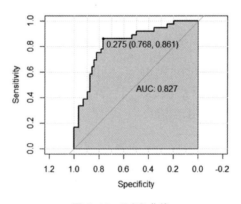

图 5-12 ROC 曲线

```
plot(
  modelroc,
  print.auc = TRUE,
  auc.polygon = TRUE,
  grid = c(0.1, 0.2),
  print.thres = TRUE
)
```

图 5-13 ROC 曲线

三、二分类 logistic 回归模型校准曲线

校准度是模型拟合优度的指标，衡量的是结局实际发生概率和模型预测概率之间的

一致性,常用 Hosmer-Lemeshow 检验来评估。校准曲线(calibration curves)是把 Hosmer-Lemeshow 拟合优度检验结果的可视化,是一种用于评估在不同分位数上预测概率和观测概率一致性的视觉工具,实际上就是真实概率和预测概率的分箱平均值散点图。

```
library(bestglm)
data(SAheart)
dat <- na.omit(SAheart)
set.seed(6)# 设置随机抽样种子
trains = sample(nrow(dat), round(nrow(dat) * 8 / 10))#round()四舍五入
train_dat = dat [trains,]
test_dat = dat [-trains,]
library(rms)
# 建立 Logistic 回归模型
fit.lrm <-
  lrm(
    chd ~ age + typea + tobacco + famhist + ldl,
    data = train_dat,
    x = T,
    y = T
  )
# 获取训练集的预测结果
pre.train <- predict(fit.lrm, train_dat, type = 'fitted')
# 使用 val.prob()函数
val.prob(pre.train, train_dat$chd, cex = 1)
```

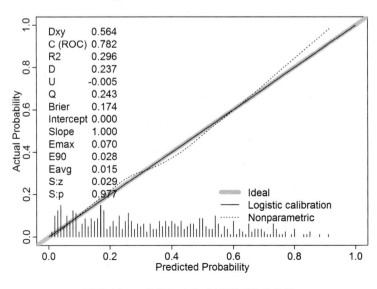

图 5-14　二分类 logistic 回归模型校准曲线

x 轴代表预测的可能性, y 轴代表实际的可能性。理想状态的校准曲线应该是斜率为 1 且从原点穿过的直线。

Dxy:Somers' Delta (Somers' D)

C(ROC):ROC 曲线下面积

R2:复相关系数

D:区分指数,值越大越好

U:Unrealiability 检验,假设预测值和真实值两者之间没有相关性,越小越好;如果 U 接近于 0,则提示有很好的校正度

Q:质量指数,越大越好

Brier:预测值和真实值的均方误差,值越小越好

Intercept:截距

Slope:斜率

Emax:预测值和实际值的最大绝对差值

E90:预测值和真实值差值的 90% 分位数

Eavg:预测值和实际值的平均差值

S:Z:Spiegelholter Z 检验的 Z 值

S:p:Spiegelholter Z 检验的双尾 P 值

注释:

Dxy 即 Somers' Delta (Somers' D),是有序变量对之间一致性的度量(预测值 p 和真实值 y 之间的秩相关性),Somers' D 于 1962 年由 Robert H. Somers 提出,并以他的名字 Robert H. Somers 命名。

Somers 'D 的范围是 $-1 \sim 1$。Dxy $= -1$ 时,表示所有变量对都不一致;Dxy $= 1$ 时表示所有变量对都一致。

Somers' D 的大值(趋向于 -1 或 1)表明该模型具有良好的预测能力。较小的值(在任一方向上趋于零)表明该模型是一个较差的预测器。

```
##          Dxy        C (ROC)           R2              D        D:Chi-sq
## 5.644506e-01   7.822253e-01   2.961459e-01   2.373784e-01   8.883000e+01
##          D:p              U        U:Chi-sq            U:p              Q
##           NA  -5.405405e-03  -3.410605e-13   1.000000e+00   2.427838e-01
##        Brier      Intercept          Slope           Emax            E90
## 1.736040e-01   1.613504e-14   1.000000e+00   7.005536e-02   2.776665e-02
##         Eavg            S:z            S:p
## 1.527181e-02   2.909167e-02   9.767915e-01
cal <- calibrate(fit.lrm, method = 'boot', B = 500)
plot(
  cal,
```

```
    xlim = c(0, 1),
    ylim = c(0, 1),
    cex.lab = 1.2,
    cex.axis = 1,
    cex.main = 1.2,
    cex.sub = 0.8,
    #subtitles = FALSE,
    legend = T
)
```

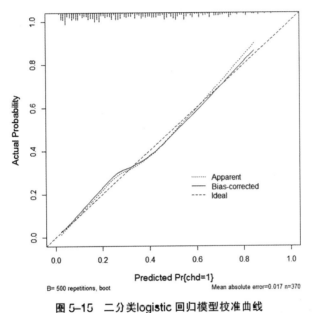

图 5-15 二分类 logistic 回归模型校准曲线

三条线中,Apparent 为参考线,另有 Ideal 和 Bias-corrected 两条线,Ideal 为模型预测的理论曲线,Bias-corrected 是实际曲线。

calibrate()函数是基于非参数平滑(生存分析中是基于将生存时间的间隔子集)采用的重抽样(bootstrap)或交叉验证(cross-validation)来获得校正偏差(校正过拟合)的观测值和预测值。函数的设置参数非常多,具体可参加帮助文件。

在 logistic 回归中核心参数有 3 个:fit、method 和 B。fit 指定 lrm 建立的 logistic 回归模型;method 默认 boot,可用方法有 "crossvalidation" "boot" ".632" "randomization",可简写为 "cross" "b" ".6" "rand"。B 参数表示最大抽样次数或者交叉验证折数。

plot()函数中可以通过 xlab、ylab 指定横坐标和纵坐标名称;xlim、ylim 指定横坐标和纵坐标的范围,比如 xlim=c(0,1.0)表示很坐标取值范围在 0~1;subtitles 用于指定是否做作图中显示校正偏差数据的获得方法及一些基本信息。

结果显示:模型的校准曲线与参考线相接近,说明预测概率与实际概率的一致性较好。calibrate 的返回值有很多,其中包含了预测概率。

```
# 训练集建立模型
SAheart$chd <- factor(SAheart$chd) # 设置因子
set.seed(6)
train <- sample(nrow(SAheart), nrow(SAheart) * 0.7)
trainset <- SAheart[train, ]
testset <- SAheart[-train, ]
fit <- glm(chd ~ age + typea + tobacco + famhist + ldl,
        data = trainset, family = binomial)
```

```
library(riskRegression)
# 测试集的表现
score <- Score(list("fit" = fit),
  formula = chd ~ 1,
  data = testset,
  metrics = c("auc", "brier"),
  summary = c("risks", "IPA", "riskQuantile", "ibs"),
  plots = "calibration",
  null.model = T,
  conf.int = T,
  B = 100,
  M = 50)
```

```
# 绘制校准度的频数图
plotCalibration(score, bars = T)
```

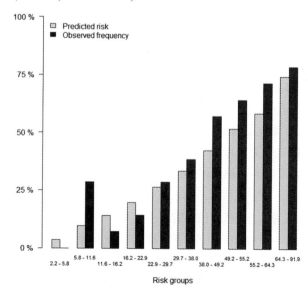

图 5-16 校准度的频数图

横坐标表示预测概率,按大小分为了 10 个风险段(q=10),纵坐标表示发生频率。整体来说,预测概率与实际概率的一致性还是不错的。

第七节　结果可视化

一、列线图

Nomogram 一词来源于希腊语,中文名称为诺莫图或者列线图。Nomogram 的理论是由法国工程师 Philbert Maurice d'Ocagne (1862—1938) 于 1884 年提出,最早用于工程学,它能够将复杂的工程力学等计算公式以图形的方式快速、直观、精确地展现出来。

绘制 Nomogram 旨在以绘图的方法将 Logistic 回归的结果进行可视化呈现。它根据所有自变量回归系数的大小来制定评分标准,给每个自变量的每个取值水平一个评分;对于每个样本,计算得到一个总分,再通过得分与结局发生概率之间的转换函数来计算每个样本结局发生的概率。如今,列线图在高分 SCI 文章中越来越多,几乎成了标配。

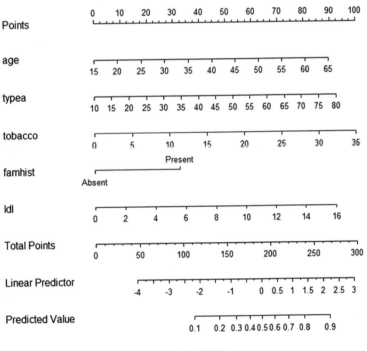

图 5-17　列线图

```
library(rms)
library(bestglm)
data(SAheart)
#SAheart$chd<-factor(SAheart$chd)
```

根据 nomogram 要求处理数据
```
dd = datadist(SAheart)
options(datadist = "dd")
# 构建 logisitc 回归模型
fit <- lrm(chd ~ age + typea + tobacco + famhist + ldl,
           data = SAheart)
nom <- nomogram(fit, fun = function(x) 1 / (1 + exp(-x)))
plot(nom)
```

添加坐标刻度
```
nom <- nomogram(fit, fun = plogis, lp = F)
plot(nom, col.grid = c("red", "green"))
```

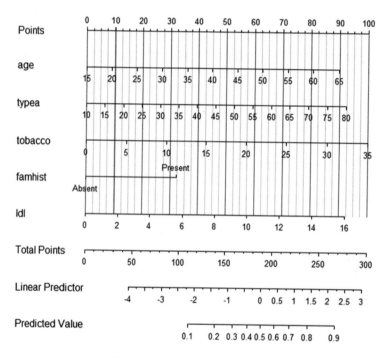

图 5-18 列线图(添加坐标刻度)

列线图的名称主要包括以下三个部分。

①预测模型中的变量名称:每一个变量对应的线段都标注了刻度,代表了该变量的取值范围,线段的长度反映了该因素对结局事件的贡献大小。

②得分:单项得分,即图中的 Points,表示每个变量在不同取值下所对应的单项分数;总得分,即 Total Point,表示所有变量取值后对应的单项得分加起来合计的总得分。

③预测概率。

二、二分类变量森林图

森林图是以统计指标和统计分析方法为基础,用数值运算结果绘制出的图形。用以综合展示每个被纳入研究的效应量以及汇总的合并效应量。

在 logistic 回归中,常用相对危险度(RR)、比值比(OR)或风险比(HR)来作为表示研究因素效应量大小的指标。通常情况下,在森林图中以效应量点估计值 =1 作为无效线,假定无效线左侧为因素 A(作为参照),无效线右侧为因素 B。

当效应量的 95% CI 包含 1 时,即森林图中的横线线段与无效线相交时,提示两组之间结局事件发生率的差异无统计学显著性,不能认为因素 A、B 对结局事件发生风险的影响作用不同。

当效应量的 95% CI 均大于 1 时,即森林图中的横线线段与无效线不相交,且在无效线右侧,可认为因素 B 组的结局事件发生率大于因素 A 组。一般情况下,若结局事件为发病、死亡等不良事件时,则提示与因素 A 相比,因素 B 可增加结局事件的发生率,为危险因素。

反之,当效应量的 95% CI 均小于 1 时,即森林图中的横线线段与无效线不相交,且在无效线左侧,可认为因素 B 组的结局事件发生率小于因素 A 组。一般情况下,若结局事件为发病、死亡等不良事件时,则提示与因素 A 相比,因素 B 可减少事件的发生率,为保护因素。

```
library(rms)
library(bestglm)
## 载入需要的程辑包:leaps
data(SAheart)
fit <-
  glm(chd ~ age + typea + tobacco + famhist + ldl,
      data = SAheart,
      family = binomial)
library(forestmodel)
forest_model(fit)
```

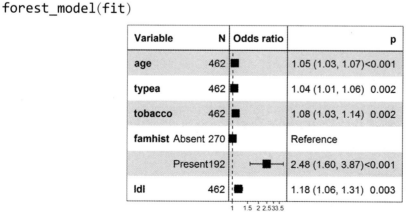

图 5-19 森林图

第六章 Cox 比例风险模型

第一节 概 述

Cox 比例风险模型（简称 Cox 模型）是英国统计学家戴维·R. 考克斯（David R. Cox)1972 年提出的一种半参数回归模型。该模型以生存结局和生存时间为因变量，可同时分析多因素对生存期的影响，能分析带有截尾生存时间的资料，且不要求估计资料的生存分布类型。由于上述优良性质，Cox 模型自问世以来，在医学随访研究中得到广泛的应用，是迄今生存分析中应用最多的多因素分析方法。

生存分析的主要目的在于研究变量 X 与生存函数 $S(t,X)$ 之间的关系。由于生存分析研究中的数据包含删失数据，且时间变量 t 通常不满足正态分布和方差齐性的要求，用一般的回归方法研究上述关系比较困难。

Cox 模型不是直接考察 $S(t,X)$ 与 x 的关系，而是用 $h(t,X)$ 作为因变量，模型的基本形式为

$$h(t,X)=h_0(t)\exp(\beta_1 x_1+\beta_2 x_2+\cdots+\beta_m x_m) \tag{1}$$

式中，

t：生存时间(随访时间)；

X：协变量 X_1、X_2、$\cdots$、X_m；

$h(t, X)$：具有 m 个协变量的个体在 t 时刻的风险函数；

$h_0(t)$：基准风险函数，指 t 时刻所有协变量取值为 0 时的风险函数；

β_1、β_2、$\cdots$、β_m：各个协变量的偏回归系数，在其他协变量不变的情况下，协变量 X_m 每变化一个单位，其对数风险比的平均改变量；

$\exp$：以自然常数 e 为底的指数函数。

Cox 模型由于含有 $h_0(t)$，因此它不是完全的参数模型，但仍可根据公式(1)作出参数 β 的估计，故 Cox 模型属于半参数模型。

1. Cox 模型的假定

比例风险假定各危险因素的作用不随时间的变化而变化，即风险比 $h(t, X)/h_0(t)$ 不随时间的变化而变化。因此，公式(1)又称为比例风险模型。这一假定是建立 Cox 模型的前提条件。

对数线性假定模型中的协变量应与对数风险比呈线性关系，如公式(2)。

$$\ln\left(\frac{h(t, X)}{h_0(t)}\right)=\beta_1 x_1+\beta_2 x_2+\cdots+\beta_m x_m \tag{2}$$

2. Cox 模型中偏回归系数的意义

Cox 模型中偏回归系数的含义是在其他协变量不变的情况下，协变量每增加一个单位时所引起的对数风险比的改变量。

当协变量 X_i 分别取 1 和 0 时，其对应的 HR 为

$$HR_i = \exp(\beta_i)$$

若 $\beta_i > 0, HR_i > 1, X_i$ 取值越大时，$h(t, X)$ 的值越大，X_i 为危险因素；

若 $\beta_i = 0, HR_i > 1, X_i$ 取值对 $h(t, X)$ 的值没有影响，X_i 为无关因素；

若 $\beta_i < 0, HR_i < 1, X_i$ 取值越大时，$h(t, X)$ 的值越小，X_i 为保护因素。

3. Cox 模型注意事项

在使用 Cox 模型时，发生终点事件的样本量至少需要相当于自变量个数的 10 倍。

假如一共有 100 例受试者，其中 30 例发生了终点事件(比如死亡等)，而 70 例未发生终点事件。

根据 EPV(Events per variable)原则【每纳入一个自变量应有 10 个样本(终点事件)，即 EPV = 10】，当有 30 例受试者有终点事件发生时，Cox 模型一共最多可以纳入 3 个自变量，即 30/10 = 3。如果想纳入 10 个自变量，那至少需要 10×10 = 100 个样本(终点事件)。

Cox 模型的因变量必须同时有 2 个，1 个代表状态，必须是二分类变量，另 1 个代表时间，是连续变量。只有同时具有这两个变量，才能用 Cox 模型。

Cox 模型可能会出现单因素分析和多因素分析不一致的情况，比如单因素有意义多因素无意义，或单因素无意义而多因素有意义(这种情况不常见，可能的原因是该因素与其他混杂因素之间可能存在一定关联，在做单因素分析时其真实效应被混杂因素的作用所掩盖，我们一般以多因素的结果为准)。若出现单因素分析是危险因素(保护因素)而多因素分析却是保护因素（危险因素），此为统计学上所说的"辛普森悖论"(Simpson's Paradox)。

统计分析最后所得到的模型一定要结合专业知识来判断，统计最佳并不一定是专业最佳，只有建立在专业的合理可解释上，模型才有实际的临床意义。

4. 生存分析的基本术语

(1)事件

事件包括起始事件和终点事件。

起始事件：反应生存时间起始特征的事件，如疾病确诊、某种疾病治疗开始等。

终点事件：在生存分析随访研究过程中，一部分研究对象可观察到死亡，可以得到准确的生存时间，它提供的信息是完的，这种事件为终点事件。

(2)生存时间：广义上指某个起点事件开始到某个终点事件发生所经历的时间，度量单位可以是年、月、日、小时等，常用符号 t 表示。

(3)生存时间数据：根据研究对象的结局，生存时间数据可分为两种类型。

完全数据：从观察起点到发生死亡事件所经历的时间。

不完全数据：生存时间观察过程的截止不是由于死亡事件，而是由其他原因引起的。

不完全数据分为删失数据和截断数据。删失和截断是完全不同的现象，都会导致样本

不完整。

(4)不完全数据产生的主要原因

失访:指失去联系。

退出:死于非研究因素或非处理因素而退出研究。

终止:设计时规定的时间已到而终止观察,但研究对象仍然存活。

生存分析着眼于开始点直到发生感兴趣事件(复发或死亡)之前的预期持续时间。在研究期间内某些人可能未观察到该事件,从而产生了删失。

右删失:只知道实际生存时间大于观察到的生存时间。

左删失:只知道实际生存时间小于观察到的生存时间。

区间删失:只知道实际生存时间在某个时间区间范围内。

删失数据一般在展示时以"+"显示。

第二节　lung 数据集简介

本章建模和生存曲线绘制使用 lung 数据集 (晚期肺癌患者的生存率),在 survival 包内。

```
# 加载所需 R 包
library(survival)
# 导入 lung 数据集
attach(lung)
# 重命名因子水平
lung <- within(lung, {
  sex <- factor(sex, labels = c("Male", "Fmale"))
})
# 查看数据集结构
library(descriptr)
ds_screener(lung)
```

```
## -----------------------------------------------------------------
## | Column Name | Data Type | Levels     | Missing | Missing (%) |
## -----------------------------------------------------------------
## |    inst     |  numeric  |    NA      |    1    |    0.44     |
## |    time     |  numeric  |    NA      |    0    |     0       |
## |   status    |  numeric  |    NA      |    0    |     0       |
## |    age      |  numeric  |    NA      |    0    |     0       |
## |    sex      |  factor   |Male Fmale  |    0    |     0       |
## |   ph.ecog   |  numeric  |    NA      |    1    |    0.44     |
```

```
## |   ph.karno   |   numeric   |   NA   |    1    |    0.44    |
## |   pat.karno  |   numeric   |   NA   |    3    |    1.32    |
## |   meal.cal   |   numeric   |   NA   |   47    |   20.61    |
## |   wt.loss    |   numeric   |   NA   |   14    |    6.14    |
## -------------------------------------------------------------------
##
## Overall Missing Values               67
## Percentage of Missing Values         2.94 %
## Rows with Missing Values             61
## Columns With Missing Values          6
```

查看数据集前 6 行

head(lung)

```
##   inst time status age  sex ph.ecog ph.karno pat.karno meal.cal wt.loss
## 1   3  306      2  74 Male       1       90       100     1175      NA
## 2   3  455      2  68 Male       0       90        90     1225      15
## 3   3 1010      1  56 Male       0       90        90       NA      15
## 4   5  210      2  57 Male       1       90        60     1150      11
## 5   1  883      2  60 Male       0      100        90       NA       0
## 6  12 1022      1  74 Male       1       50        80      513       0
```

lung 数据集共有 228 个观测,其中含有缺失值的观测数量为 67 个,共 10 个变量。

inst:机构代码

time:存活时间(天)

status:删失状态,1= 删失,2= 死亡

age:年龄

sex:男性 =1,女性 =2

ph.ecog:医生评定的 ECOG 表现分数。0= 无症状,1= 有症状但完全不能活动,2= 卧床时间 <50%,3= 卧床时间 >50%但不卧床,4= 卧床

ph.karno:医生评定的 Karnofsky 表现得分(差 =0,好 =100)

pat.karno:患者评定的 Karnofsky 表现分数(差 =0,好 =100)

meal.cal:用餐时消耗的热量

wt.loss:过去六个月体重减轻(磅)

第三节　生存曲线

简单生存分析中,由于仅考虑单个影响因素(分类型或顺序型变量),采取的是直接绘制生存曲线(Kaplan-Meier 曲线,简称 KM 曲线)。

生存曲线展示了患者生存率随时间变化的特征。在研究的起始处,生存率是 100%。每次有终点事件出现的时刻都计算一次生存率,将随访时间作横坐标,生存率作纵坐标,将计算的各个时间点生存率用折线连接起来就构成了生存曲线, 生存曲线中的每一个"台阶"都对应着一个发生终点事件的时间点。

一、生存曲线信息摘要

```
library(survival)
library(survminer)
## 载入需要的程辑包:ggplot2
## 载入需要的程辑包:ggpubr
##
## 载入程辑包:'survminer'
## The following object is masked from 'package:survival':
##
##     myeloma
attach(lung)
lung <- within(lung, {
  sex <- factor(sex, labels = c("Male", "Fmale"))
})
fit <- survfit(Surv(time, status) ~ sex, data = lung)
summary(fit)$table
##            records n.max n.start events    rmean se(rmean) median 0.95LCL
## sex=Male       138   138     138    112 326.0841  22.91156    270     212
## sex=Fmale       90    90      90     53 460.6473  34.68985    426     348
##          0.95UCL
## sex=Male     310
## sex=Fmale    550
```

首先使用 Surv()函数创建生存对象,生存对象是将事件时间和删失信息合并在一起的数据结构。输出的生存对象中,带"+"号的表示删失数据。

用 survfit()函数根据生存对象拟合生存函数,这里用性别因子进行分组。

lung 数据集包括男性 138 例,女性 90 例;男性和女性发生终点(死亡)事件分别有 112

例和 53 例,中位生存时间分别为 270 天和 426 天。与男性相比,女性肺癌似乎具有生存优势。要评估这种差异是否具有统计学显著性,需要进行对数秩检验。

与默认的 summary( )函数相比,surv_summary( )函数获取生存曲线的摘要创建的是一个数据框。

```
res.sum <- surv_summary(fit)
```

函数 surv_summary( )函数返回包含以下列的数据帧。

time:生存曲线有阶跃的时间点

n.risk:处于 t 风险的受试者人数

n.event:在时间 t 发生的事件数

n.censor:删失事件的数量

surv:估计生存概率

std.err:标准误差

upper:置信区间的上限

lower:置信区间的下限

strata:表示曲线估计的分层

sex:层次水平

二、R 绘制基本生存曲线

绘制基本生存曲线,使用 ggsurvplot( )函数的默认参数。

```
ggsurvplot(fit, data = lung)
```

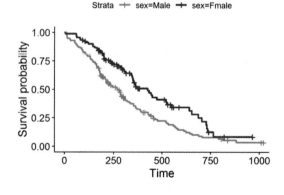

图 6-1　基本生存曲线

图 6-1 中不同曲线代表不同性别患者的生存率随时间变化的特征。

三、R 绘制定制生存曲线

(一)线条的颜色、样式与尺寸

1.线条颜色

如果只有一条曲线,直接设置 color=" 颜色名称 ",如 color="blue";如果有多条曲线,默认 color="strata",按分组为生存曲线着色。设置生存曲线线条的颜色使用参数 palette, ggsurvplot {survminer}函数默认 palette="hue"。

palette 允许的值包括颜色名称,如 palette = c("green " " red ")等;十六进制颜色代码,如 palette = c("#E7B800" "#2E9FDF")等,以及来自 ggsci R 软件包的科学期刊调色板,如:"npg""aaas""lancet""jco""ucscgb""uchicago""simpsons"和"rickandmorty"。

(1)使用 ggsci R 包调色板定义线条颜色

```
ggsurvplot(fit, palette = "npg", data = lung)
```

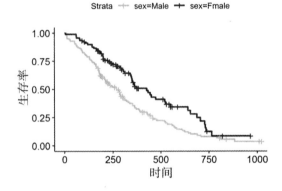

图 6-2 定制生存曲线 (ggsci 调色板)

(2)使用颜色名称定义线条颜色

```
ggsurvplot(fit, palette = c("green", "red"), data = lung)
```

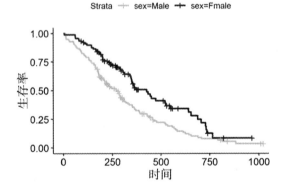

图 6-3 定制生存曲线(颜色名称)

(3)使用十六进制颜色代码定义线条颜色

```
ggsurvplot(fit,
           palette = c("#E7B800", "#2E9FDF"),
           data = lung)
```

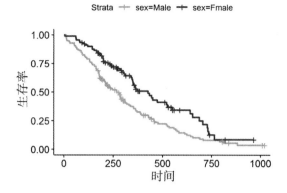

图 6-4 定制生存曲线 (十六进制颜色代码)

2. 线条尺寸

设置线条尺寸使用参数 size,ggsurvplot()函数默认 size=1

```
ggsurvplot(fit, size = 1.2, data = lung)
```

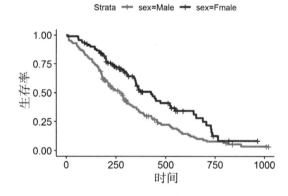

图 6-5 定制生存曲线 (size = 1.2)

3. 线条样式

按 "strata" 设置线条样式,使用参数 linetype,ggsurvplot()函数默认 linetype=1。

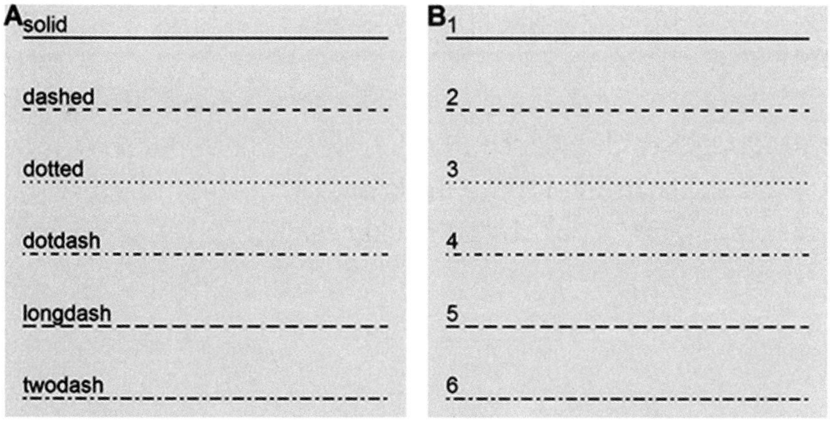

A solid	**B** 1
dashed	2
dotted	3
dotdash	4
longdash	5
twodash	6

图 6-6 线条样式

(1)使用数字定义线条形状

```
ggsurvplot(fit, linetype = c(1, 2), data = lung)
```

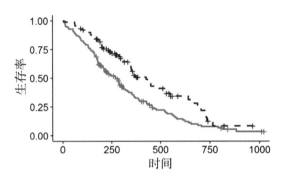

图 6-7　定制生存曲线（数字定义线条形状）

(2)使用名称定义线条形状

```
ggsurvplot(fit, linetype = c("solid", "dashed"), data = lung)
```

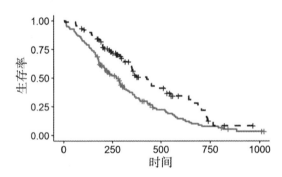

图 6-8　定制生存曲线（名称定义线条形状）

（二）坐标轴和刻度标签

1. 坐标轴和刻度标签字体大小、样式和颜色

```
ggsurvplot(
  fit,
  font.x = c(14, "italic", "red"),
  font.y = c(16, "bold.italic", "darkred"),
  font.tickslab = c(12, "plain", "darkgreen"),
  data = lung
)
```

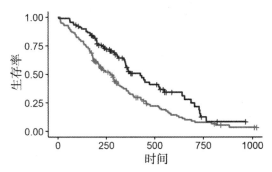

图 6-9 定制生存曲线（坐标轴和刻度标签字体大小、样式和颜色）

font.x,x 轴字体样式

font.y,y 轴字体样式

font.tickalab,刻度标签字体样式

用长度为 3 的向量分别指定字体大小、样式和颜色。

例如：

```
# font.x = c(14, "italic", "red")
# font.y = c(14, "bold.italic", "darkred")
# font.tickslab = c(12, "plain", "darkgreen")
# font.x = 14,只改变字体的大小
# font.x = "bold" ,只改变字体样式
# font.x = "red",只改变字体颜色
```

2. 坐标轴刻度范围

使用参数 xlim 设置生存曲线 x 轴范围，如 xlim = c(0, 600)；使用参数 ylim 设置生存曲线 y 轴范围，如 ylim = c(0, 1.25)。

```
ggsurvplot(fit,
           xlim = c(0, 600),
           ylim = c(0, 1.25),
           data = lung)
```

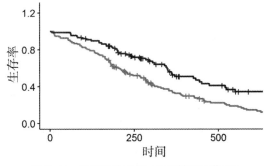

图 6-10 定制生存曲线（坐标轴刻度范围）

3．坐标轴标题

更改坐标轴标题设置参数 xlab(x 轴标题)和 ylab(y 轴标题)。

例如：xlab = "Time in days" # x 轴标题，

　　　ylab = "Overall Survival probability",# y 轴标题。

```
ggsurvplot(fit,
          xlab = "Time in days",
          ylab = "Overall Survival probability",
          data = lung)
```

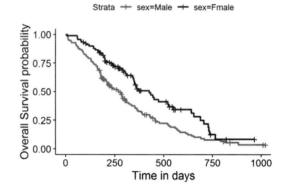

图 6-11　定制生存曲线（坐标轴标题）

4．坐标轴刻度间隔

```
break.x.by # 设定 x 轴刻度的间距,如 break.x.by = 200
break.y.by # 设定 y 轴刻度的间距,如 break.y.by = 0.2
ggsurvplot(fit,
          break.x.by = 200,
          break.y.by = 0.2,
          data = lung)
```

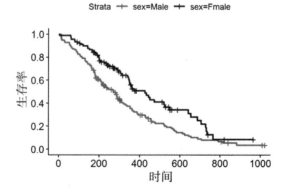

图 6-12　定制生存曲线（坐标轴刻度间隔）

5. 生存概率用百分比显示

```
ggsurvplot(fit, surv.scale = "percent",
          data = lung)
```

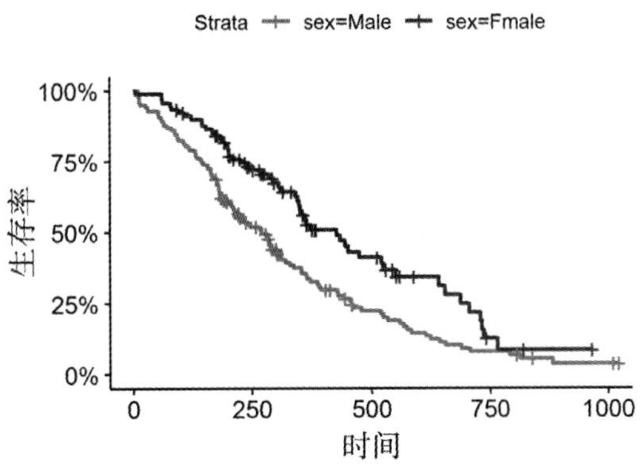

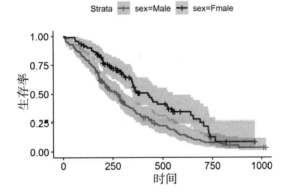

图 6-13　定制生存曲线 (生存概率用百分比显示)

(三)添加置信区间(95%置信度限)

1. 使用默认颜色和透明度

```
ggsurvplot(fit, data = lung, conf.int = TRUE)
```

图 6-14　定制生存曲线 (95%置信度限)

2. 指定置信区间填充颜色的透明度,数值为 0~1,0 为完全透明,1 为不透明。

```
ggsurvplot(
  fit,
  data = lung,
  conf.int = TRUE,
  conf.int.alpha = c(0.2)
)
```

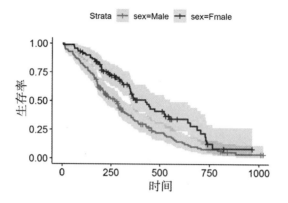

图 6-15　定制生存曲线 (conf.int.alpha = 0.2)

3. 更改置信区间带的样式

置信区间的类型,有 "ribbon"(默认)和 "step" 两种。

```
ggsurvplot(fit,
          data = lung,
          conf.int = TRUE,
          conf.int.style = "step")
```

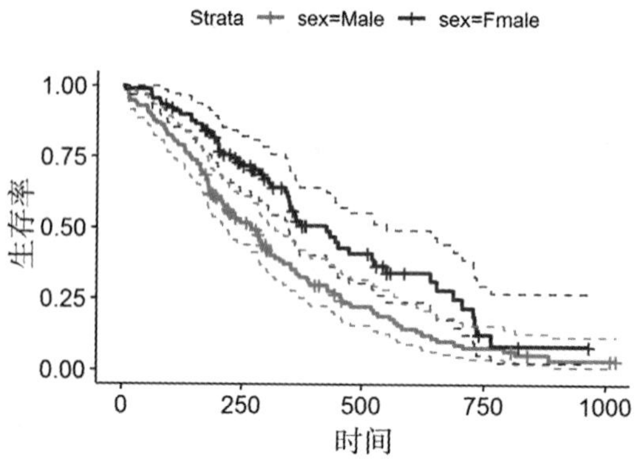

图 6-16　定制生存曲线 (conf.int.style = "step")

(四)添加 P 值

以下只有在 pval = TRUE 时才生效。

pval.size # 指定 P 值文本大小的数字,默认为 5。

pval.coord # 长度为 2 的数字向量,指定 P 值位置 x、y,如 pval.coord=c(x,y)

pval.method.size # 指定检验方法 log.rank 文本的大小

pval.method.coord # 指定检验方法 log.rank 文本的坐标

计算 log-rank P 值

计算生存分析的 P 值使用 survdiff() 函数;分组过多时,使用 pairwise_survdiff() 函数进行两两组间比较计算 P 值。

```
data.survdiff = survdiff(Surv(time, status) ~ sex, data = lung)
```

```
p.val = 1 - pchisq (data.survdiff$chisq, length (data.survdiff$n) - 1)
# 计算 P 值
p.val
## [1] 0.001311165
```

1. 自动添加 log-rank 检验结果中的 P 值

```
ggsurvplot(fit, data = lung, pval = TRUE)
```

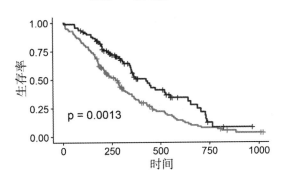

图 6-17 定制生存曲线(pval = TRUE)

2. 添加 log-rank 检验结果中的 P 值

```
ggsurvplot(fit, data = lung, pval = 0.0013)
```

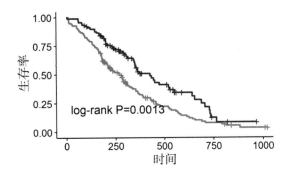

图 6-18 定制生存曲线(pval = 0.0013)

3. 添加 Log-rank 和 log-rank 检验结果的 P 值

```
ggsurvplot(fit, data = lung, pval = "log-rank P=0.0013")
```

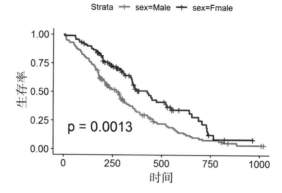

图 6-19　定制生存曲线 (pval = "log–rank P=0.0013")

4. p-value 的字体大小

```
ggsurvplot(fit, data = lung, pval = TRUE,
          pval.size = 6)
```

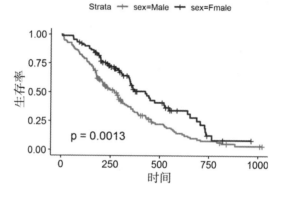

图 6-20　定制生存曲线 (pval.size = 6)

5. p-value 的字体位置

```
ggsurvplot(fit, data = lung, pval = TRUE,
          pval.coord = c(50, .125))
```

图 6-21　定制生存曲线, pval.coord = c(50, .125)

(五)添加风险比和 P 值

```
res.cox<-coxph(Surv(time,status)~sex,data=lung)
summary(res.cox)
## Call：
## coxph(formula = Surv(time, status) ~ sex, data = lung)
##
##    n= 228, number of events= 165
##
##              coef exp(coef) se(coef)      z Pr(>|z|)
## sexFmale -0.5310    0.5880   0.1672 -3.176  0.00149 **
## ---
## Signif. codes： 0 '***' 0.001 '**' 0.01 '*' 0.05 '.' 0.1 ' ' 1
##
##          exp(coef) exp(-coef) lower .95 upper .95
## sexFmale     0.588      1.701    0.4237     0.816
##
## Concordance= 0.579  (se = 0.021 )
## Likelihood ratio test= 10.63  on 1 df,    p=0.001
## Wald test            = 10.09  on 1 df,    p=0.001
## Score (logrank) test = 10.33  on 1 df,    p=0.001
library(ggplot2)
OS<-ggsurvplot(fit, risk.table = T, data = lung)
OS$plot <- OS$plot + theme() +
        # 在图上添加 HR 等信息：
     annotate("text", x = max(lung$time)/50, y = 0.1,
  label= bquote("HR = 0.588 (0.423-0.816)\t,
          " * italic(p) * " = 0.0013"),size = 4,hjust = 0)
OS$plot
```

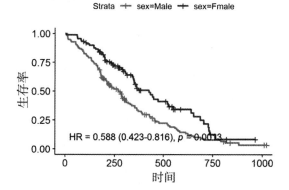

图 6-22 定制生存曲线(添加风险比和 P 值)

```
OS<-ggsurvplot(fit, risk.table = T, data = lung)
OS$plot <- OS$plot + theme() +
        #在图上添加 HR 等信息
    annotate("text", x = 56, y = 0.1,
label= bquote("log-rank\t " * italic(p) * "=0.0013"),size = 5,hjust = 0)+
  annotate('text',x = 256, y = 0.16,
        label="HR = 0.588 (0.423-0.816)",
        size=5,color='red')
OS$plot
```

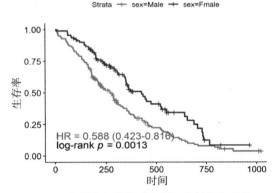

图 6-23　定制生存曲线(分行显示风险比和 *P* 值)

(六)添加中位生存时间参考线

中位生存时间(median survival time)又称生存时间的中位数,表示刚好有 50%的个体其存活期大于该时间,是生存分析中常用的概括性统计量。

图解法是计算中位生存时间的方法。其利用生存曲线图,从纵轴生存率为 50%处画一条与横轴平行的线,并与生存曲线相交,然后自交点画垂线与横轴相交,此交点对应的时间即为中位生存时间。图解法比较简单直观,但结果比较粗略。

由于生存时间并非正态分布,故常用它作为某人群生存过程的概括性描述指标。中位生存期越长,表示疾病预后越好;中位生存期越短,表示疾病预后越差。

```
ggsurvplot(fit, data = lung, surv.median.line = "hv")
```

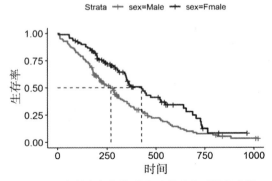

图 6-24　定制生存曲线(添加中位生存时间参考线)

(七)添加风险表

添加风险表使用参数 risk.table = T。

1.使用风险表默认主题:**theme_survminer()**

```
ggsurvplot(fit, data = lung, risk.table = TRUE)
```

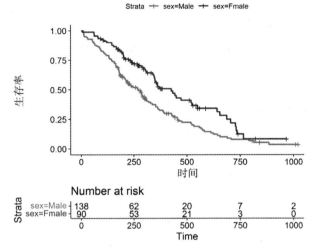

图 6-25　定制生存曲线(使用风险表默认主题)

2.使用风险表 **theme_cleantable()** 主题

```
ggsurvplot(fit,
          data = lung,
          risk.table = TRUE,
          tables.theme = theme_cleantable())
```

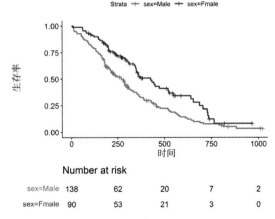

图 6-26　定制生存曲线[使用风险表 theme_cleantable()主题]

3.同时显示风险中的个体数量和百分比

```
ggsurvplot(fit, data = lung, risk.table = "abs_pct")
```

4.风险表字号设置(默认 risk.table.fontsize =5)

```
ggsurvplot(
```

```
fit,
data = lung,
risk.table = "abs_pct",
risk.table.fontsize = 3
)
```

5. 隐藏风险表 y 轴刻度标签

```
#tables.y.text # 逻辑词,为 FALSE 则刻度标签被隐藏
ggsurvplot(fit,
          data = lung,
          risk.table = TRUE,
          tables.y.text = F)
```

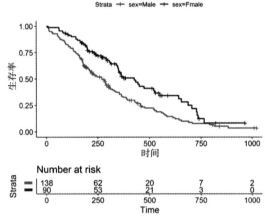

图 6-27　定制生存曲线(隐藏风险表 y 轴刻度标签)

(八)图例

1. 重命名图例标题和标签

```
ggsurvplot(fit,
  legend.title = " 性别 ",
  legend.labs = c(" 男 ", " 女 "),
  data = lung)
```

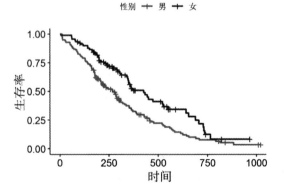

图 6-28　定制生存曲线(重命名图例标题和标签)

2. 不显示图例标题

```
ggsurvplot(fit, legend.title = "",
          data = lung)
```

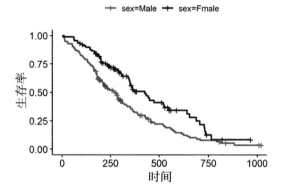

图 6-29 定制生存曲线(不显示图例标题)

3. 定义图例字体字体大小、样式和颜色

```
ggsurvplot(fit,
          font.legend = c(16, "plain", "blue"),
          data = lung)
```

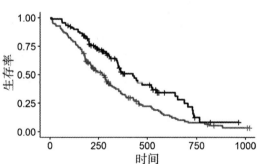

图 6-30 定制生存曲线(定义图例字体字体大小、样式和颜色)

4. 图例位置

图例位置可用数字向量 c(x,y)指定,x 和 y 的值应为 0~1。例如:c(0.8, 0.8);也可以设为 "top"(默认),"bottom","left","right","none" 等。

```
ggsurvplot(fit,
          legend = "bottom", data = lung)
```

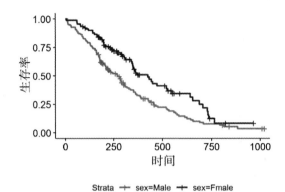

图 6-31 定制生存曲线(底部图例位置)

(九)将合并患者的生存曲线(零模型)添加到主图上

```
ggsurvplot(fit, data = lung,add.all = TRUE)
```

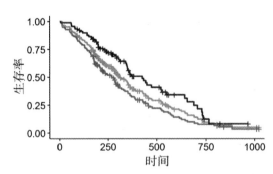

图 6-32 定制生存曲线(添加合并患者的生存曲线)

(十)删失数据可视化

1. 添加累积删失表

```
ggsurvplot(fit, data = lung, cumcensor = T)
```

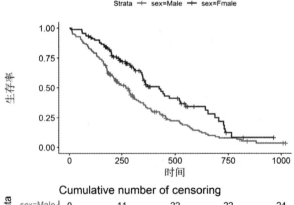

图 6-33 定制生存曲线(添加累积删失表)

2. 删失数据可视化

```
ggsurvplot(fit, data = lung, ncensor.plot = TRUE)
```

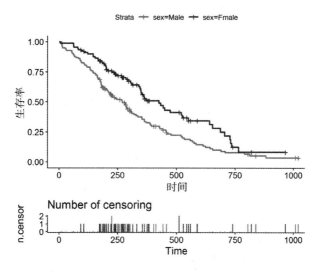

图 6–34　定制生存曲线(删失数据可视化)

(十一)绘制累计风险曲线

```
ggsurvplot(fit,
          data = lung,
          conf.int = TRUE, # 增加置信区间
          fun = "cumhaz") # 绘制累计风险曲线
```

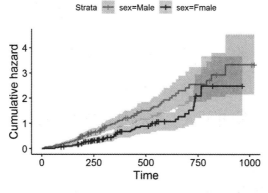

图 6–35　累计风险曲线

(十二)使用 theme_bw()主题

1. 定义 **ggplot2** 的主题

```
ggsurvplot(fit, data = lung, ggtheme = theme_bw())
```

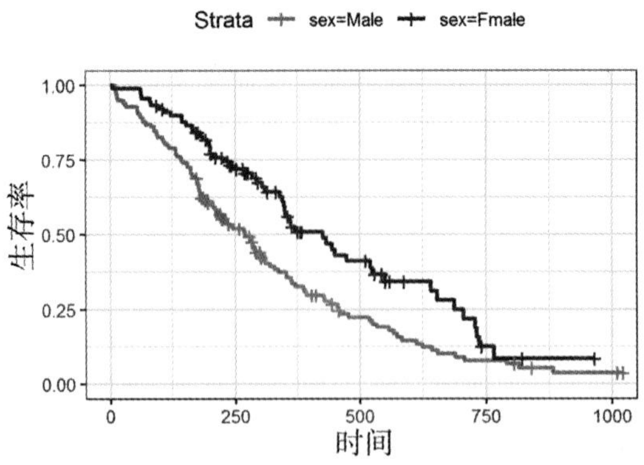

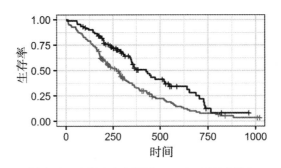

图 6-36　定制生存曲线(theme_bw 主题)

2. 设置轴标题和标签字号

```
ggsurvplot(fit,
           data = lung,
           ggtheme = theme_bw(16))
```

图 6-37　定制生存曲线[theme_bw(16)主题]

第四节　Cox 回归模型估计

一、单因素 Cox 回归模型

1. 分类变量单因素 Cox 回归

Cox 回归分析需要创建一个生存对象 Surv(time, status)用作模型公式中的响应变量。

```
library(survival)
library("survminer")
## 载入需要的程辑包:ggplot2
```

```
## 载入需要的程辑包:ggpubr
##
## 载入程辑包:'survminer'
## The following object is masked from 'package:survival':
##
##      myeloma
res.cox <- coxph(Surv(time, status) ~ sex, data = lung)
summary(res.cox)
## Call:
## coxph(formula = Surv(time, status) ~ sex, data = lung)
##
##   n= 228, number of events= 165
##
##          coef exp(coef) se(coef)       z Pr(>|z|)
## sex -0.5310    0.5880    0.1672 -3.176  0.00149 **
## ---
## Signif. codes:  0 '***' 0.001 '**' 0.01 '*' 0.05 '.' 0.1 ' ' 1
##
##     exp(coef) exp(-coef) lower .95 upper .95
## sex     0.588      1.701    0.4237     0.816
##
## Concordance= 0.579   (se = 0.021 )
## Likelihood ratio test= 10.63   on 1 df,    p=0.001
## Wald test            = 10.09   on 1 df,    p=0.001
## Score (logrank) test = 10.33   on 1 df,    p=0.001
```

Cox 回归结果解释如下。

①统计量:标记为"z"的列给出了 Wald 统计量。它对应每个回归系数与其标准误的比率($z = coef / se(coef)$)。从上面的输出中可以得出结论,变量 sex 的系数与 0 具有统计学差异($P = 0.00149$)。

②回归系数:回归系数的符号为正号,表示该变量为不良风险因素,预后较差。

③风险比:指数系数($exp(coef) = exp(-0.5310) = 0.588$),也称为风险比。

变量 sex 被编码为数字向量。1:男性;2:女性。Cox 模型的结果显示了女性对男性的风险比。女性死亡风险为男性的 0.588 倍(死亡风险降低 41.2%),女性是良好预后因素。

在 Cox 回归模型中,当系数大于 0(HR>1)时,风险增加,该自变量为危险因素;当系数小于 0(HR<1)时,风险减少,该自变量为保护因素;HR=1: 没有效应。

④风险比的置信区间:Summary()输出还给出了风险比($exp(coef)$)的 95% 置信区间,下限 95% = 0.4237,上限 95% = 0.816。

⑤模型的全局统计意义：结果中输出了模型的总体重要性检验结果，提供了三个 p 值，即似然比检验(likelihood-ratio test)，Wald 检验(Wald test)和得分对数秩统计 (score logrank statistics)。这三种方法基本等效。对于足够大的样本量 N，它们将给出相似的结果。对于较小的样本量 N，它们可能会有所不同。对于小样本量，似然比检验结果更准确，因此通常是首选。

2. 连续变量单因素 Cox 回归

```
fit.age <- coxph(Surv(time, status) ~ age, data = lung)
summary(fit.age)
## Call：
## coxph(formula = Surv(time, status) ~ age, data = lung)
##
##    n= 228, number of events= 165
##
##           coef exp(coef) se(coef)       z Pr(>|z|)
## age 0.018720   1.018897 0.009199 2.035    0.0419 *
## ---
## Signif. codes：  0 '***' 0.001 '**' 0.01 '*' 0.05 '.' 0.1 ' ' 1
##
##     exp(coef) exp(-coef) lower .95 upper .95
## age     1.019     0.9815     1.001     1.037
##
## Concordance= 0.55  (se = 0.025 )
## Likelihood ratio test = 4.24  on 1 df,    p=0.04
## Wald test             = 4.14  on 1 df,    p=0.04
## Score (logrank) test  = 4.15  on 1 df,    p=0.04
```

结果显示，年龄每增加 1 岁，肺癌患者的死亡风险增加 1.889% (HR=1.0189,95% CI：1.001~1.037；p =0.0419)。

3. 连续变量分割为二分类变量单因素 Cox 回归

lung 数据集中 age 是连续型变量，将连续变量分割后，可以对其进行二分类，或者多分类，使用分割后形成的分类变量进行 Cox 回归分析。

```
library(survival)
lung$age_cut <- cut(lung$age, breaks = c(0, 65, Inf),
                    labels = c("young", "old"))
fit<-coxph(Surv(time,status)~age_cut,data=lung)
summary(fit)
## Call：
## coxph(formula = Surv(time, status) ~ age_cut, data = lung)
##
```

```
##    n= 228, number of events= 165
##
##                coef exp(coef) se(coef)      z Pr(>|z|)
## age_cutold 0.2656    1.3042   0.1575 1.686   0.0918 .
## ---
## Signif. codes：0 '***' 0.001 '**' 0.01 '*' 0.05 '.' 0.1 ' ' 1
##
##             exp(coef) exp(-coef) lower .95 upper .95
## age_cutold     1.304     0.7668    0.9577     1.776
##
## Concordance= 0.526  (se = 0.022 )
## Likelihood ratio test = 2.81  on 1 df,    p=0.09
## Wald test             = 2.84  on 1 df,    p=0.09
## Score (logrank) test  = 2.86  on 1 df,    p=0.09
```

结果显示,65 岁以上肺癌患者的死亡风险增加 30.42% (HR=1.3042,95%CI：0.9577~1.776; p =0.0918)。

二、多因素 Cox 回归模型

Cox 回归分析中,有时需要同时考虑多个影响因素(可为分类 / 顺序型变量,也可为数值型变量),在多因素情况下,风险概率的计算需要同时考虑生存时间 T 和自变量 X,因此用 $h(t,x)$ 来表示 t 时刻的风险函数,若设定自变量取值为 0,则称 $h(t,0)$ 为 t 时刻的基准风险函数。

固定时间点 t, 取风险函数和基准风险函数之比可得到 t 时刻下的风险比值 HR,该 HR 是关于自变量 X 的函数,且不再依赖时间 T,故称其为比例风险模型。Cox 回归模型(也称 Cox 比例风险模型)为一种半参数模型。

Cox 回归模型主要用于因素分析。混杂因素"Z"对试验因素或暴露因素"X"的影响,先运行仅纳入"X"的基本模型,再在该模型中加入"Z"。

```
library(survival)
library(survminer)
attach(lung)
table(sex) # 性别计数
## sex
##   1   2
## 138  90
prop.table(table(sex)) # 性别计数(百分比)
## sex
##           1         2
## 0.6052632 0.3947368
```

本研究共纳入 228 例肺癌患者,其中男性 138 例(60.52%),女性 90 例(39.47%)

```
table(status) # 事件计数
## status
##   1   2
##  63 165
prop.table(table(status)) # 事件计数(百分比)
## status
##           1           2
## 0.2763158 0.7236842
```

结局事件为 165 例。按照 EPV 为 10~20 的原则可满足多因素模型纳入 8~16 个变量的需求。

```
fit <- coxph (Surv (time, status) ~ factor (sex) + age + ph.karno,
data = lung)
summary (fit)
## Call:
## coxph(formula = Surv(time, status) ~ factor(sex) + age + ph.karno,
##     data = lung)
##
##   n= 227, number of events= 164
##     (因为不存在,1 个观察量被删除了)
##
##                   coef exp(coef)  se(coef)       z Pr(>|z|)
## factor(sex)2 -0.497170  0.608249  0.167713  -2.964  0.00303 **
## age           0.012375  1.012452  0.009405   1.316  0.18821
## ph.karno     -0.013322  0.986767  0.005880  -2.266  0.02348 *
## ---
## Signif. codes: 0 '***' 0.001 '**' 0.01 '*' 0.05 '.' 0.1 ' ' 1
##
##              exp(coef) exp(-coef) lower .95 upper .95
## factor(sex)2    0.6082     1.6441    0.4378    0.8450
## age             1.0125     0.9877    0.9940    1.0313
## ph.karno        0.9868     1.0134    0.9755    0.9982
##
## Concordance= 0.637  (se = 0.025 )
## Likelihood ratio test= 18.81  on 3 df,   p=3e-04
## Wald test         = 18.73  on 3 df,   p=3e-04
## Score (logrank) test = 19.05  on 3 df,   p=3e-04
```

多因素 Cox 比例风险模型分析结果显示,性别和卡氏评分与生存结局之间存在统计学显著性（$p < 0.05$），女性的死亡风险比男性低 39.2%（HR=0.608,95% CI：0.438~0.845;p=0.003）；卡氏评分每增加一个单位，肺癌患者死亡风险下降 1.33%（HR=0.988;95%CI:0.977~0.999;p =0.0467）。

三个总体检验（似然性,Wald 和得分）的 $p < 0.05$,表明该模型具有显著性意义,由 3 个因素（性别、年龄和 ph.ecog）组成的模型对风险比的影响系数不为 0。

三、时间依存 Cox 回归模型

时间依存 Cox 回归模型是 Cox 回归模型的扩展。时依协变量（time dependent covariate），又称时间依存协变量,即协变量 X 随时间 T 的变化而变化。

由于卡氏评分（ph.karno）不满足 PH 假定,因此需要设立卡氏评分与时间的交互项,与年龄、性别一起建立含时间依存协变量的 Cox 比例风险模型。

```
## f(t) = t
res.t <-
  coxph(
    Surv(time, status) ~ age + sex + ph.karno + tt(ph.karno),
    data = lung,
    tt = function(x, t, ...)
      x * t
  )
summary(res.t)
## Call:
## coxph(formula = Surv(time, status) ~ age + sex + ph.karno + tt(ph.
karno),
##      data = lung, tt = function(x, t, ...) x * t)
##
##   n= 227, number of events= 164
##    （因为不存在,1 个观察量被删除了）
##
##                  coef  exp(coef)  se(coef)       z Pr(>|z|)
## age           1.343e-02  1.014e+00  9.479e-03  1.416 0.156671
## sex          -5.147e-01  5.977e-01  1.676e-01 -3.071 0.002133 **
## ph.karno     -3.663e-02  9.640e-01  1.013e-02 -3.617 0.000298 ***
## tt(ph.karno)  7.413e-05  1.000e+00  2.756e-05  2.690 0.007152 **
## ---
## Signif. codes：0 '***' 0.001 '**' 0.01 '*' 0.05 '.' 0.1 ' ' 1
##
##             exp(coef) exp(-coef) lower .95 upper .95
## age            1.0135     0.9867    0.9949    1.0325
```

```
## sex              0.5977      1.6732      0.4303      0.8301
## ph.karno         0.9640      1.0373      0.9451      0.9834
## tt(ph.karno)     1.0001      0.9999      1.0000      1.0001
##
## Concordance= 0.639   (se = 0.025 )
## Likelihood ratio test= 26.63   on 4 df,    p=2e-05
## Wald test           = 26.73   on 4 df,    p=2e-05
## Score (logrank) test = 27.25   on 4 df,    p=2e-05
```

时间依存协变量 tt(ph.karno)的 $p = 0.007$,提示自变量 ph.karno 具有时间依存性,进一步证实了其不满足等比例风险 Cox 回归模型的 PH 假定要求,应采用时间依存协变量 Cox 回归模型。

分析结果显示, 性别的效应值 HR 为 0.597 7, 表示女性死亡的风险比男性低 40.23% (HR=0.616,95%CI:0.430 3~ 0.830 1;$p = 0.002$ 1),年龄与生存结局的关联无统计学意义 (HR= 1.014,95%CI:0.994 9~ 1.032 5;$p = 0.156$)。卡氏评分的时依系数 $\beta(t) = -0.036\ 63 + 7.413\ e-05xt$, HR=exp(-0.036 63+ 7.413 e-05xt)。

例如, 当时间为 200 天时, 卡氏评分对应的 HR=exp (-0.036 63+ 7.413 e-05x 200)=0.978。

```
## f(t) = log(t)
res.logt <-
  coxph(
    Surv(time, status) ~ age + sex + ph.karno + tt(ph.karno),
    data = lung,
    tt = function(x, t, ...)
      x * log(t)
  )
res.logt
## Call:
## coxph(formula = Surv(time, status) ~ age + sex + ph.karno + tt(ph.
karno),
##     data = lung, tt = function(x, t, ...) x * log(t))
##
##                  coef exp(coef)  se(coef)      z        p
## age          0.012899  1.012983  0.009441  1.366  0.17184
## sex         -0.510199  0.600376  0.167687 -3.043  0.00235
## ph.karno    -0.068334  0.933948  0.030650 -2.229  0.02578
## tt(ph.karno) 0.010155  1.010207  0.005582  1.819  0.06889
##
## Likelihood ratio test=22.1   on 4 df, p=0.0001911
```

```
## n= 227, number of events= 164
##     (因为不存在,1 个观察量被删除了)
```

　　构造时依协变量,有多种时间尺度可供选择,可以是 sexxt,也可以是 sexxlog(t),还可以是 sexxlog(t+ 20),因为每个数据都不同,没有说那种尺度最好,只能根据自己的数据,多构造几种时依协变量,然后根据模型评价指标,比较哪个更好。

第五节　变量筛选

　　变量筛选是利用统计学方法,从众多的自变量中选择最合适的子集来构建模型。变量筛选应该考虑以下几条原则。

　　当有效样本量很大,统计学检验效能足够的时候,可以使用变量筛选方法中的任何一种。判断统计学效能是否足够的标准是一个单变量因素至少需要 20 个有效样本量,比如做 Cox 回归分析,如果收集了 10 个与预后相关的变量,那么至少应该有 200 个患者出现了定义的终点事件,比如死亡。未出现终点事件的样本一般不把其视为有效样本。

　　待选变量较多时可以首先进行单因素分析,首先做单因素 COX 回归,然后把单因素分析有统计学意义的变量,一起放到多因素分析中,再进行筛选,以避免样本例数不够导致的结果不准确。单因素可以将 P 值放宽到 0.1 甚至 0.2,主要是避免漏掉一些可能有意义的变量,在单因素分析的那一步,应该就检验水准说明清楚。

　　对于那些单因素无统计学意义的变量,但有临床意义,或者前期文献报道过有意义的变量,或者是本研究主要考虑的变量,最终的模型一定要结合专业知识来判断。

一、单因素筛选

　　首先逐个对变量进行单因素回归分析, 把单因素回归分析 p 值小于 0.1 的纳入最终的回归方程(此处可根据样本量的大小选择性调整 p 值的范围,如果样本量过大,可以控制 $p<0.05$,如果样本量过小,可以控制 $p<0.2$, 但在通常情况下,P 值的范围为 0.05~0.2,并无统一标准)。

　　1. 使用 gtsummary 包单因素筛选

```
library(survival)
library(gtsummary)
tab_UniCox <- lung %>%
  select(age,
         sex,
         ph.ecog,
         ph.karno,
         pat.karno,
         meal.cal,
```

```
        wt.loss,
        time,
        status) %>%
  tbl_uvregression(
    y = Surv(time, status),
    method = survival::coxph,
    exponentiate = TRUE,
    hide_n = TRUE,
    pvalue_fun = ~ style_pvalue(., digits = 3)
  )
tab_UniCox
```

Characteristic	HR	95% CI	p-value
age	1.02	1.00, 1.04	0.042
sex	0.59	0.42, 0.82	0.001
ph.ecog	1.61	1.29, 2.01	<0.001
ph.karno	0.98	0.97, 1.00	0.005
pat.karno	0.98	0.97, 0.99	<0.001
meal.cal	1.00	1.00, 1.00	0.593
wt.loss	1.00	0.99, 1.01	0.828

2. 使用自编函数单因素筛选

```
library(survival)
attach(lung)
options(scipen = 1)# 不显示科学计数法
covariates <-
  c("age",
    "sex",
    "ph.ecog",
    "ph.karno",
    "pat.karno",
    "meal.cal",
    "wt.loss")
# 分别对每一个变量,构建生存分析的公式
univ_formulas <- sapply(covariates,
                        function(x)
                        as.formula(paste('Surv(time, status)~', x)))

# 循环对每一个特征做 cox 回归分析
```

```
univ_models <-
  lapply(univ_formulas, function(x) {
    coxph(x, data = lung)
  })
```

\# 提取 HR,95%置信区间和 p 值
```
univ_results <- lapply(univ_models,
                       function(x) {
                         x <- summary(x)
                         # 获取 p 值
                         p.value <- signif(x$wald["pvalue"])
                         res <- c(p.value)
                         names(res) <- c("p.value")
                         return(res)
                       })
```
\# 转换成数据框,并转置
```
res <- t(as.data.frame(univ_results, check.names = FALSE))
as.data.frame(res)
##               p.value
## age         0.0418531000
## sex         0.0014912300
## ph.ecog     0.0000269223
## ph.karno    0.0049578600
## pat.karno   0.0002823960
## meal.cal    0.5929400000
## wt.loss     0.8281970000
subset(as.data.frame(res), p.value < 0.05)
##               p.value
## age         0.0418531000
## sex         0.0014912300
## ph.ecog     0.0000269223
## ph.karno    0.0049578600
## pat.karno   0.0002823960
```

二、逐步回归

　　survival 包中进行 Cox 回归分析的主要函数是 coxph,该函数和 R 中其他建模函数的用法一样,使用因变量 ～ 自变量的形式,分类变量同样是以最小编码值为参照水平。coxph 函数可以使用逐步回归,采用 AIC 准则进行变量的筛选。首先建立空模型(仅仅包

含截距项的模型),然后建立全模型(包含所有自变量的模型),进而采用三种方法进行变量选择。

赤池信息量准则是评估统计模型的复杂度和衡量统计模型"拟合"优度的指标之一,该准则考虑到了模型的拟合优度和用来拟合的参数的数目。

R 语言 stepAIC()函数无法分析有缺失值的数据,使用 stepAIC()函数进行逐步回归的数据集要删除缺失值!

其中,参数 "both"(用于向前向后逐步回归),"backward"(用于后向选择),"forward"(用于前向选择)。

逐步方法只是一个计算手段,并不能保证总是得到最好的模型。变量筛选时首先要进行专业上的充分考虑,很重要的自变量不能遗漏。

1. R 逐步回归

```
library(survival)
library(survminer)
attach(lung)
lung <- within(lung, {
  sex <- factor(sex, labels = c("Male", "Fmale"))
})
fit <- coxph(
  Surv(time, status) ~ age + sex + ph.ecog +
    ph.karno + pat.karno + meal.cal + wt.loss,
  data = na.omit(lung)
)


library(MASS)
stepAIC(fit)
## Start:  AIC=1002.07
## Surv(time, status) ~ age + sex + ph.ecog + ph.karno + pat.karno +
##     meal.cal + wt.loss
##
##                 Df    AIC
## - meal.cal     1 1000.1
## - age          1 1001.0
## <none>           1002.1
## - pat.karno    1 1002.3
## - wt.loss      1 1003.6
## - ph.karno     1 1004.3
## - sex          1 1008.0
## - ph.ecog      1 1011.1
```

```
##
## Step: AIC=1000.08
## Surv(time, status) ~ age + sex + ph.ecog + ph.karno + pat.karno +
##     wt.loss
##
##             Df    AIC
## - age        1  998.95
## <none>          1000.08
## - pat.karno  1 1000.29
## - wt.loss    1 1001.60
## - ph.karno   1 1002.28
## - sex        1 1006.29
## - ph.ecog    1 1009.09
##
## Step: AIC=998.95
## Surv(time, status) ~ sex + ph.ecog + ph.karno + pat.karno + wt.loss
##
##             Df    AIC
## <none>          998.95
## - pat.karno  1  999.34
## - ph.karno   1 1000.53
## - wt.loss    1 1000.74
##   sex        1 1005.25
## - ph.ecog    1 1007.83
## Call:
## coxph(formula = Surv(time, status) ~ sex + ph.ecog + ph.karno +
##     pat.karno + wt.loss, data = na.omit(lung))
##
##               coef exp(coef)  se(coef)      z       p
## sexFmale  -0.558190  0.572244  0.199202 -2.802 0.00508
## ph.ecog    0.742983  2.102197  0.227604  3.264 0.00110
## ph.karno   0.020366  1.020575  0.011080  1.838 0.06604
## pat.karno -0.012401  0.987675  0.007978 -1.554 0.12008
## wt.loss   -0.014494  0.985611  0.007693 -1.884 0.05957
##
## Likelihood ratio test=27.28  on 5 df, p=5.028e-05
## n= 167, number of events= 120
stepAIC(fit, direction = "backward")
```

```
## Start： AIC=1002.07
## Surv(time, status) ~ age + sex + ph.ecog + ph.karno + pat.karno +
##     meal.cal + wt.loss
##
##              Df    AIC
## - meal.cal   1 1000.1
## - age        1 1001.0
## <none>         1002.1
## - pat.karno  1 1002.3
## - wt.loss    1 1003.6
## - ph.karno   1 1004.3
## - sex        1 1008.0
## - ph.ecog    1 1011.1
##
## Step： AIC=1000.08
## Surv(time, status) ~ age + sex + ph.ecog + ph.karno + pat.karno +
##     wt.loss
##
##              Df    AIC
## - age        1  998.95
## <none>         1000.08
## - pat.karno  1 1000.29
## - wt.loss    1 1001.60
## - ph.karno   1 1002.28
## - sex        1 1006.29
## - ph.ecog    1 1009.09
##
## Step： AIC=998.95
## Surv(time, status) ~ sex + ph.ecog + ph.karno + pat.karno + wt.loss
##
##              Df    AIC
## <none>          998.95
## - pat.karno  1  999.34
## - ph.karno   1 1000.53
## - wt.loss    1 1000.74
## - sex        1 1005.25
## - ph.ecog    1 1007.83
## Call：
```

```
## coxph(formula = Surv(time, status) ~ sex + ph.ecog + ph.karno +
##      pat.karno + wt.loss, data = na.omit(lung))
##
##               coef exp(coef)  se(coef)     z       p
## sexFmale  -0.558190  0.572244  0.199202 -2.802 0.00508
## ph.ecog    0.742983  2.102197  0.227604  3.264 0.00110
## ph.karno   0.020366  1.020575  0.011080  1.838 0.06604
## pat.karno -0.012401  0.987675  0.007978 -1.554 0.12008
## wt.loss   -0.014494  0.985611  0.007693 -1.884 0.05957
##
## Likelihood ratio test=27.28  on 5 df, p=5.028e-05
## n= 167, number of events= 120
stepAIC(fit, direction = "forward")
## Start：AIC=1002.07
## Surv(time, status) ~ age + sex + ph.ecog + ph.karno + pat.karno +
##      meal.cal + wt.loss
## Call:
## coxph(formula = Surv(time, status) ~ age + sex + ph.ecog + ph.karno +
##      pat.karno + meal.cal + wt.loss, data = na.omit(lung))
##
##               coef exp(coef)  se(coef)     z       p
## age        1.080e-02  1.011e+00  1.160e-02  0.931 0.35168
## sexFmale   5.536e-01  5.749e-01  2.016e-01 -2.746 0.00603
## ph.ecog    7.395e-01  2.095e+00  2.250e-01  3.287 0.00101
## ph.karno   2.244e-02  1.023e+00  1.123e-02  1.998 0.04575
## pat.karno -1.207e-02  9.880e-01  8.116e-03 -1.488 0.13685
## meal.cal   2.835e-05  1.000e+00  2.594e-04  0.109 0.91298
## wt.loss   -1.420e-02  9.859e-01  7.766e-03 -1.828 0.06748
##
## Likelihood ratio test=28.16  on 7 df, p=0.0002053
## n= 167, number of events= 120
```

表 6-1　R 逐步回归特征筛选汇总表

全部自变量	选中变量(√)		
	direction="both"	direction="backward"	direction="forward"
age			√
sex	√	√	√
ph.ecog	√	√	√
ph.karno	√	√	√
pat.karno	√	√	√
meal.cal			√
wt.loss	√	√	√

2. IBM SPSS 逐步回归

依次选择"分析"—"生存分析"—"Cox 回归"。

变量"time"选入"Time"框中,变量"status"选入"Status" 框中,变量"age"等选入协变量框中。

(1)条件参数估计似然比检验(向前:条件)

表 6-2　模型

项已除去		卡方损失	自由度	显著性
步骤 1	ph.ecog	12.528	1	0
步骤 2	sex	6.990	1	0.008
	ph.ecog	13.174	1	0

(2)最大偏似然估计的似然比检验(向前:LR)

表 6-3　模型

项已除去		卡方损失	自由度	显著性
步骤 1	ph.ecog	12.528	1	0
步骤 2	sex	6.990	1	0.008
	ph.ecog	13.173	1	0

(3)Wald 卡方检验(向前:Wald)

表 6-4　方程中的变量

		B	SE	瓦尔德	自由度	显著性	Exp(B)
步骤 1	ph.ecog	0.468	0.132	12.542	1	0	1.596
步骤 2	sex	−0.506	0.196	6.628	1	0.010	0.603
	ph.ecog	0.477	0.131	13.215	1	0	1.611

(4)条件参数估计似然比检验(向后:条件)

表6-5 模型

项已除去		卡方损失	自由度	显著性
步骤1	age	0.852	1	0.356
	sex	7.895	1	0.005
	ph.ecog	11.059	1	0.001
	ph.karno	4.213	1	0.040
	pat.karno	2.352	1	0.125
	meal.cal	0.016	1	0.899
	wt.loss	3.572	1	0.059
步骤2	age	0.836	1	0.360
	sex	8.163	1	0.004
	ph.ecog	11.038	1	0.001
	ph.karno	4.202	1	0.040
	pat.karno	2.352	1	0.125
	wt.loss	3.553	1	0.059
步骤3	sex	8.266	1	0.004
	ph.ecog	10.911	1	0.001
	ph.karno	3.588	1	0.058
	pat.karno	2.519	1	0.112
	wt.loss	3.801	1	0.051
步骤4	sex	8.594	1	0.003
	ph.ecog	15.182	1	0
	ph.karno	2.804	1	0.094
	wt.loss	2.728	1	0.099

(5)最大偏似然估计的似然比检验(向后:LR)

表 6-6　模型

项已除去		卡方损失	自由度	显著性
步骤 1	age	0.852	1	0.356
	sex	7.892	1	0.005
	ph.ecog	11.028	1	0.001
	ph.karno	4.202	1	0.040
	pat.karno	2.350	1	0.125
	meal.cal	0.016	1	0.899
	wt.loss	3.562	1	0.059
步骤 2	age	0.836	1	0.360
	sex	8.162	1	0.004
	ph.ecog	11.011	1	0.001
	ph.karno	4.191	1	0.041
	pat.karno	2.351	1	0.125
	wt.loss	3.548	1	0.060
步骤 3	sex	8.265	1	0.004
	ph.ecog	10.903	1	0.001
	ph.karno	3.584	1	0.058
	pat.karno	2.518	1	0.113
	wt.loss	3.800	1	0.051
步骤 4	sex	8.593	1	0.003
	ph.ecog	15.153	1	0
	ph.karno	2.802	1	0.094
	wt.loss	2.727	1	0.099

(6)Wald 卡方检验(向后:Wald)

表 6-7 方程中的变量

		B	SE	瓦尔德	自由度	显著性	Exp(B)
步骤 1	age	.011	.012	.839	1	0.360	1.011
	sex	-.550	.201	7.497	1	0.006	0.577
	ph.ecog	.734	.223	10.789	1	0.001	2.082
	ph.karno	.022	.011	3.981	1	0.046	1.023
	pat.karno	-.012	.008	2.371	1	0.124	0.988
	meal.cal	.000	.000	.016	1	0.898	1.000
	wt.loss	-.014	.008	3.373	1	0.066	0.986
步骤 2	age	.010	.011	.824	1	0.364	1.010
	sex	-.553	.199	7.724	1	0.005	0.575
	ph.ecog	.732	.223	10.782	1	0.001	2.080
	ph.karno	.022	.011	3.973	1	0.046	1.023
	pat.karno	-.012	.008	2.379	1	0.123	0.988
	wt.loss	-.014	.008	3.357	1	0.067	0.986
步骤 3	sex	-.555	.199	7.817	1	0.005	0.574
	ph.ecog	.737	.226	10.675	1	0.001	2.091
	ph.karno	.020	.011	3.383	1	0.066	1.021
	pat.karno	-.013	.008	2.553	1	0.110	0.987
	wt.loss	-.015	.008	3.567	1	0.059	0.986
步骤 4	sex	-.565	.198	8.121	1	0.004	0.568
	ph.ecog	.836	.218	14.770	1	0	2.308
	ph.karno	.018	.011	2.663	1	0.103	1.018
	wt.loss	-.012	.008	2.577	1	0.108	0.988
步骤 5	sex	-.526	.197	7.137	1	0.008	0.591
	ph.ecog	.740	.211	12.361	1	0	2.097
	ph.karno	.018	.011	2.519	1	0.112	1.018
步骤 6	sex	-.506	.196	6.628	1	0.010	0.603
	ph.ecog	.477	.131	13.215	1	0	1.611

表 6-8　IBM SPSS 逐步回归变量筛选结果

全部自变量	选中变量(√)					
	向前:条件	向前:LR	向前:Wald	向后:条件	向后:LR	向后:Wald
age						
sex	√	√	√	√	√	√
ph.ecog	√	√	√	√	√	√
ph.karno				√	√	
pat.karno						
meal.cal						
wt.loss				√	√	

三、LASSO 回归

由于生存分析模型的特殊性及在高维数据情形下,传统的变量选择方法如 AIC、BIC 等,不仅计算量大,而且不稳定。如果数据中存在异常观测值,这时基于传统的最小二乘估计的变量选择方法不再具有优良性。1996 年,Tibshirani 提出的 LASSO 方法开创了高维数据变量选择方法的新纪元,LASSO 回归就是以变量稀疏性为前提, 通过一个惩罚函数对回归模型中的变量回归系数进行压缩,达到防止过度拟合,解决严重共线性的问题。

LASSO 回归要求所有变量都为数字格式,回归前必须将数据集转换为矩阵,数据不能有缺失值!

```
library(survival)
lung = na.omit(lung)
lung <- lung[, -1]
library(glmnet)
## 载入需要的程辑包:Matrix
## Loaded glmnet 4.1-8
x <- data.matrix(lung[, 3:9])
y <- data.matrix(Surv(lung$time, lung$status == 2))
lassofit <- glmnet(x, y, family = "cox", alpha = 1)
plot(lassofit, xvar = "lambda")
```

为了寻找最佳模型,LASSO 回归引入了变量 λ(lambda),如图 6-38 所示,随着 λ 增加,各个变量的回归系数在减小,有些会变为 0,说明该变量对模型的贡献微乎其微,可以剔除。图 6-38 中的每一条线代表一个变量回归系数的变化。x 轴下方的数字为惩罚值(调优系数),x 轴上方的数字为剩余的变量个数。

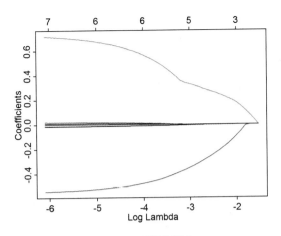

图 6-38 系数路径图

交叉验证确定最佳 λ

```
cv.fit <- cv.glmnet(x, y, family = "cox", alpha = 1)
plot(cv.fit)
```

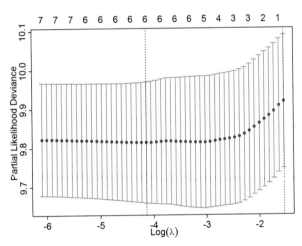

图 6-39 使用交叉验证误差选择 lambda

```
bestlambda = cv.fit$lambda.min# 交叉验证中使得均方误差最小的 λ 值
bestlambda
## [1] 0.06450112
lambda1se = cv.fit$lambda.1se# 离最小均方误差一倍标准差的 λ 值
lambda1se
## [1] 0.2161821
lassofit <- glmnet(x,
                   y,
                   family = "cox",
                   alpha = 1,
```

```
                  lambda = lambda1se)
coef(lassofit)
## 7 x 1 sparse Matrix of class "dgCMatrix"
##                    s0
## age          .
## sex          .
## ph.ecog    6.078777e-17
## ph.karno   .
## pat.karno  .
## meal.cal   .
## wt.loss    .
lassofit <- glmnet(x,
                   y,
                   family = "cox",
                   alpha = 1,
                   lambda = bestlambda)
coef(lassofit)
## 7 x 1 sparse Matrix of class "dgCMatrix"
##                    s0
## age          .
## sex        -0.2988841683
## ph.ecog     0.2948681892
## ph.karno   .
## pat.karno -0.0042491605
## meal.cal   .
## wt.loss   -0.0009225513
```

第六节   Cox 回归模型诊断

1. 检验 Cox 回归的比例风险假设

风险比(Hazard Ratio, HR), 亦称风险函数比, 主要在生存分析中用于估计暴露因素导致结局事件发生风险改变的倍数, 是考虑了时间因素的 RR, 多用于临床治疗性研究和流行病学队列研究。

对于只含有一个二分类变量 X 的情形, $X = 1$ 表示暴露于某因素, $X = 0$ 表示未暴露于某因素, 此时模型可表达为

$$h(t,X)=h_0(t)e^{\beta X}=\begin{cases} h_0(t) & x=0 \\ h_0(t)e^{\beta X} & x=1 \end{cases}$$

暴露的风险比为

$$HR=\frac{h(t\,|\,x=1)}{h(t\,|\,x=0)}=\frac{h_0(t)e^{\beta}}{h_0(t)}=e^{\beta}$$

比例风险,指的是某个因素对研究结局发生的风险不随时间的变化而变化。不论基线风险如何,在基线以后的任何时间点上,分别在影响因素的"暴露水平"与"非暴露水平"条件下,发生事件的风险比是恒定的。即影响因素的"暴露水平"与"非暴露水平"条件下发生事件的风险比在整个随访期间是恒定的,与基准风险函数 $h_0(t)$ 无关,也与时间 t 无关,模型中自变量的效应值不随时间而改变,称为比例风险(proportional hazard)假设,简称 PH 假设。

Cox 回归模型必须满足 PH 假设,只有满足该假设前提下,基于此模型的分析预测才是可靠有效的。如果某个协变量与时间的交互作用项在 Cox 回归模型中有统计学意义,则不能使用比例风险模型,可以考虑拟合各种扩展 Cox 模型,如分层 Cox 模型或时依协变量 Cox 模型等。

cox.zph {survival} 函数可以对 Cox 模型拟合中包含的每个协变量进行比例风险假设检验。

对于每个自变量,cox.zph( ) 函数将标准化的 Schoenfeld 残差的相应集合与时间相关联,以测试残差和时间之间的独立性。此外,它还会对整个模型进行全局测试,自变量可以为定量变量或定性变量。当比例风险假设中,残差和时间之间的线性关系不显著时 ($p > 0.05$),模型符合比例风险假设;如果检验结果显示 Schoenfeld 残差与时间有非随机性关系,则表明违反了比例风险假设。

如果每个自变量都不具有统计显著性 ($p > 0.05$),全局检验也不具有统计学显著性,该 Cox 模型符合比例风险假设。注意,该假设检验的 p 值受样本量的影响较大。

```
library(survival)
library(survminer)
## 载入需要的程辑包:ggplot2
## 载入需要的程辑包:ggpubr
##
## 载入程辑包:'survminer'
## The following object is masked from 'package:survival':
##
##     myeloma
attach(lung)
res.cox <- coxph(Surv(time, status) ~ sex + age + ph.karno,
                 data = lung)
test.ph <- cox.zph(res.cox)
test.ph
```

```
##            chisq df      p
## sex        3.085  1 0.0790
## age        0.478  1 0.4892
## ph.karno   8.017  1 0.0046
## GLOBAL    10.359  3 0.0157
```

对多因素 Cox 比例风险模型中的自变量进行 PH 假定检验,结果显示年龄(age)和性别(sex)的 $p > 0.05$,卡氏评分(phkarno)的 $p < 0.05$,提示年龄和性别满足 PH 假定,卡氏评分不满足 PH 假定;整体检验 $p < 0.05$,不满足 PH 假定。

2. Cox 比例风险模型中连续变量的函数形式

使用 ggcoxfunctional {survminer}函数绘制连续解释变量与零 Cox 比例风险模型的鞅残差图表,选择 Cox 模型中连续变量的函数形式。具有 lowess 函数的拟合线是线性的,以满足 Cox 比例风险模型假设。

例如,要评估年龄的函数形式,请输入以下内容:

```
ggcoxfunctional(Surv(time, status) ~ age, data = lung)
```

第七节　基于 Cox 回归模型的预测

```
library(survex)
library(survival)
# Cox 回归模型
cox <- coxph(Surv(time, status) ~ .,
             data = lung,
             model = TRUE,
             x = TRUE)
# Cox 回归模型解释器
cox_exp <- explain(cox)
# 计算风险值
risk <- cox_exp$predict_function(cox_exp$model,
                                 cox_exp$data)
# 计算 C-index
c_index(y_true = cox_exp$y, risk = risk)
## [1] 0.6484183
# 预测风险值
predict(cox_exp, lung[1:2, ], output_type = "risk")
##           1         2
##          NA 0.7131769
```

```
# 预测生存概率
predict(cox_exp,
        lung[1:2, ],
        output_type = "survival",
        times = seq(1, 600, 100))
##       [,1]      [,2]      [,3]      [,4]      [,5]      [,6]
## [1,]  NA        NA        NA        NA        NA        NA
## [2,]   1 0.9103802 0.7994916 0.6460508 0.5271724 0.4220159
# 预测累计风险
predict(cox_exp,
        lung[1:2, ],
        output_type = "chf",
        times = seq(1, 600, 100))
##       [,1]       [,2]      [,3]      [,4]      [,5]      [,6]
## [1,]  NA         NA        NA        NA        NA        NA
## [2,]   0 0.09389293 0.2237792 0.4368771 0.6402276 0.8627123
```

　　模型的一致性系数反映了其预测能力。Concordance index(简称 C-index)= 0.5,
完全随机;C-index = 1, 预测结果与实际完全一致;C-index ≥ 0.9, 模型预测能力高;
C-index 为 0.7～ 0.9,模型预测能力中等;C-index 为 0.5~0.7,模型预测能力较低。

第八节　Cox 回归模型森林图

　　1. ggforest {survminer}函数

```
library(survminer)
## 载入需要的程辑包:ggplot2
## 载入需要的程辑包:ggpubr
library(survival)
##
## 载入程辑包:'survival'
## The following object is masked from 'package:survminer':
##
##      myeloma
res.cox <- coxph(Surv(time, status) ~ ., data = lung)
ggforest(res.cox, data = lung)
```

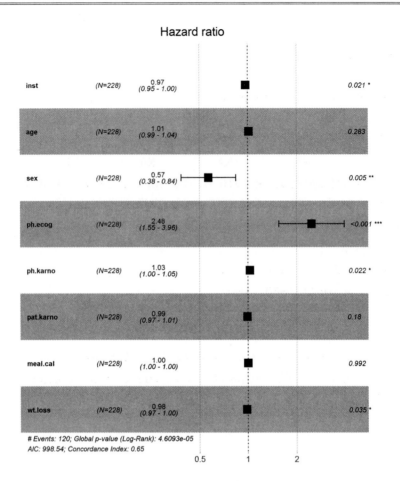

图 6–40　Cox 回归模型森林图

2. forest_model {forestmodel}函数

#forestmodel 包支持可视化的回归模型有 lm、glm、coxph 三种。

```
library(forestmodel)
forest_model(res.cox)
```

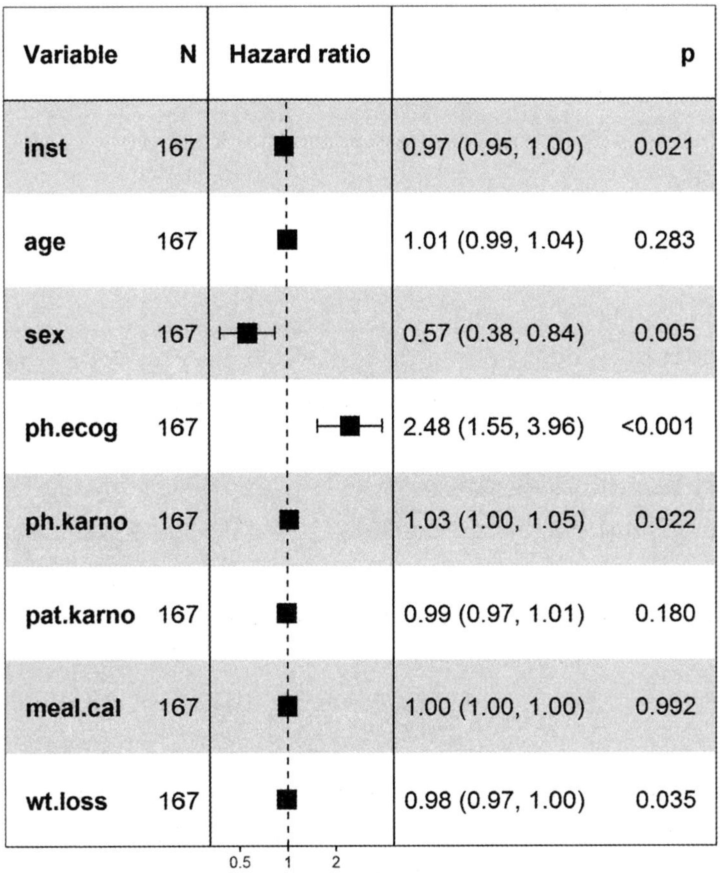

Variable	N	Hazard ratio		p
inst	167	■	0.97 (0.95, 1.00)	0.021
age	167	■	1.01 (0.99, 1.04)	0.283
sex	167	⊢■⊣	0.57 (0.38, 0.84)	0.005
ph.ecog	167	⊢■⊣	2.48 (1.55, 3.96)	<0.001
ph.karno	167	■	1.03 (1.00, 1.05)	0.022
pat.karno	167	■	0.99 (0.97, 1.01)	0.180
meal.cal	167	■	1.00 (1.00, 1.00)	0.992
wt.loss	167	■	0.98 (0.97, 1.00)	0.035

0.5   1   2

图 6–41   Cox 回归模型森林图

第九节   死亡风险随年龄的变化曲线

```
library(rms)
## 载入需要的程辑包:Hmisc
##
## 载入程辑包:'Hmisc'
## The following objects are masked from 'package:base':
##
##     format.pval, units
library(survival)
library(survminer)
## 载入需要的程辑包:ggplot2
```

```
## 载入需要的程辑包:ggpubr
##
## 载入程辑包:'survminer'
## The following object is masked from 'package:survival':
##
##     myeloma
#lung=na.omit(lung)
dd <- datadist(lung)
options(datadist = "dd")
fit <- cph(Surv(time, status) ~ rcs(age, 3), data = lung)
```

fit# R2 与 Dxy 越大,拟合的模型越优
```
## Cox Proportional Hazards Model
##
## cph(formula = Surv(time, status) ~ rcs(age, 3), data = lung)
##
##                       Model Tests      Discrimination
##                                           Indexes
## Obs       228    LR chi2     4.61    R2        0.020
## Events    165    d.f.           2    R2(2,228) 0.011
## Center 0.5693    Pr(> chi2) 0.0996   R2(2,165) 0.016
##                  Score chi2   4.78   Dxy       0.100
##                  Pr(> chi2) 0.0915
##
##        Coef   S.E.   Wald Z Pr(>|Z|)
## age   0.0075 0.0202 0.37    0.7114
## age' 0.0148 0.0240 0.62    0.5377
```
HR <- Predict(fit, age, fun = exp)

```
library(ggplot2)
ggplot() +
  geom_line(
    data = HR,
    aes(age, yhat),
    linetype = "solid",
    linewidth = 0.86,
    alpha = 0.7,
    col = "red"
```

```
) +
geom_ribbon(
  data = HR,
  aes(age, ymin = lower, ymax = upper),
  alpha = 0.1,
  fill = "red"
) +
theme_classic() +
geom_hline(yintercept = 1,
           linetype = 2,
           linewidth = 0.56) +
labs(x = "age", y = "HR(95%CI)")
```

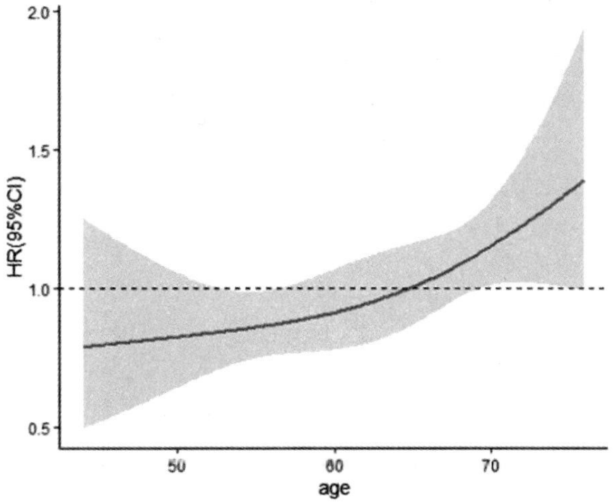

图 6-42　死亡风险随年龄的变化曲线(基于限制性立方样条)

图 6-42 显示,肺癌患者死亡风险随年龄变化的速度在 65 岁以后加速。

参考文献

[1]郭明才,刘文杰,孙源等.R 可视化数据分析[M].青岛:中国海洋大学出版社,2022.

[2]JAMES G,WITTEN D,HASTIE T. An Introduction to Statistical Learning with Applications in R[M].New York:Springer,2013.

[3]Robert Gentleman,Kurt Hornik,Giovanni Parmigiani.Biostatistics with R[M].New York:Springer,2012.

[4]Hadley Wickham. ggplot2 Elegant Graphics for Data Analysis [M]. Second Edition. New York:Springer,2016.

[5]方积乾.卫生统计学[M].第七版.北京:人民卫生出版社,2012.

[6]颜虹.医学统计学[M]. 第二版.北京:人民卫生出版社,2010.